암 완치의 지름길
항암·면역
야채수

**암 완치의 지름길
항암·면역 야채수**

편저 | 심재근 지음

1판 1쇄 인쇄 | 2014년 4월 30일
1판 1쇄 발행 | 2014년 5월 1일

발행처 | 건강다이제스트사
발행인 | 이정숙

출판등록 | 1996. 9. 9
등록번호 | 03-935호
주소 | 서울특별시 용산구 효창동 5-3호 대신 B/D 3층 (우편번호 140-896)
TEL | (02)702-6333 FAX | (02)702-6334

- 이 책의 판권은 건강다이제스트사에 있습니다.
- 본사의 허락없이 임의로 이 책의 일부 또는 전체를 복사하거나
  전재하는 등의 저작권 침해행위를 금합니다.
- 잘못된 책은 바꾸어 드립니다.
- 저자와의 협의하에 인지는 생략합니다.

ISBN 978-89-7587-087-3 13510

암 항암·면역 야채수
완치의 지름길

심재근 편저

건강다이제스트 사

프롤로그

식품 영양학으로 바라본
야채수 건강법

　야채수 건강법과 인연을 맺은 지 10여 년 동안 참으로 많은 사람들을 만났습니다. 기력이 떨어진 노인, 성장기 청소년, 임산부 여성, 체중 감량과 변비 해결, 탄력 있는 피부를 원하는 여성들에 이르기까지 참으로 다양합니다.

　더 넓게는 암이나 당뇨, 고혈압, 뇌혈관, 심혈관 등의 생활습관병이나 난치성질환까지 정말 수많은 사람들이 참든마을야채수에 간절한 소원을 담아 음용하는 것을 지켜봐 왔습니다.

　30여 년 동안 꾸준한 사랑을 받아온 야채수는 분명 수많은 사람들에게 희망과 새 삶을 되찾아준 참으로 고마운 존재임에 틀림이 없습니다. 마치 기적처럼 불치병에서 기사회생한 사람들의 생생한 증언은 야채수의 진가를 새삼 놀라게 하기에 충분합니다.

　저는 식품 전문가라고 불리지만 야채수 전문가로 불리기를 원합니다. 야채수는 제 인생의 전부이기 때문입니다. 젊은 시절부터 아내와 함께 혼신의 힘을 다해 야채수 만드는 일을 해왔고, 이 일은 지금도 제 삶의 목표가 되고 있습니다. 야채수가 현대인의 건강에 반드시 필요한 건강식품임을 확신하고 믿고 있습니다.

원본 야채수 건강법에서 말한 것처럼 야채수가 건강에 유익한 효과가 있는 것은 사실입니다. 하지만 이것은 철저한 정신과 육체, 즉 순리적인 측면에서 받아들였을 때 비로소 가능한 일입니다. 마치 만병통치약처럼 취급되어서도 안 되며, 반대로 단순한 야채물이라는 것도 아닙니다. 우리의 건강은 그만큼 복잡한 메커니즘 속에서 유지될 수 있기 때문입니다.

원본 야채수 건강법은 그대로 직역해서 30년의 세월을 그대로 조명한 것이었습니다. 일본 다테이시 가즈란 이름으로만 남는 것이 늘 안타까웠습니다. 초기의 야채수 건강법 내용들처럼 "사실이 그러한지?"에 대한 고객들의 의문점을 풀어주면서 한국인에 맞는 야채수로 건강관리에 도움이 되는 식품으로 남아주길 바랐습니다.

식품을 공부하고, 실제로 현장에서 얻은 경험들을 재해석해서 고객들에게 다가가고 싶었습니다. 그런 노력 덕분이었을까요? 2008년 7월부터 1년 동안 남부대학교 한방제약개발학과와 산학연전국협의회 중소기업청과 산학 협력하여 〈암 및 만성 난치성질환에 효과적인 면역조절 효과 및 항암작용이 있는 복합유기농야채〉라는 실험을 통해 야채수의 효과를 과학적으로 일부 입증하기도 했습니다.

야채수의 효과를 모두 검증하기란 현실적으로 어려운 일입니다. 야채수를 만들어온 기업으로서 이제 첫발을 떼었고, 한 발 두 발 걸음마를 내딛는 것이 앞으로의 과제일 것입니다.

다테이시 가즈 박사의 전통을 이어 받은 기업으로서 고객의 건강관리의 한 부분을 차지하는 기업임을 사명감을 가지고 펼쳐나갈 것입니다.

이 책의 내용은 실제 우리의 자화상이고, 고백입니다. 기독교 문화로 시작한 기업이념이 더 많은 사람들로부터 오래 오래 사랑받는 기업이 되기를 소망합니다.

  고객은 우연이든 필연이든 이곳에서 제품을 구매했지만 기업이라는 이름으로 고객과의 약속을 지키며, 삶의 터전을 일구는 참든마을 사람들의 노고를 알아줄 때 야채수의 생명력은 오랫동안 지속될 것이고 부디 그러기를 소망해 봅니다.

  끝으로 이 책이 나오기까지 오랫동안 함께 일해 온 아내 천향희, 밀알이 되어준 조정삼, 임민희, 전미영 등 초창기 직원, 현재 임직원 가족들, 성경적 기업으로 성장해 갈 수 있도록 인도하신 서문원·김명희 목사님 내외분, 건강다이제스트 임직원들에게 감사드리며, 지난 10여 년 동안 함께 해준 고객들에게도 이 기쁨을 전하고 싶습니다.

심재근

CONTENTS

프롤로그 • 4

제1부 원본 야채수 건강법 들여다보기

chapter 01 체험자들의 고백
기적의 야채수로 암을 이겨내다

01 체험자들의 기적 같은 고백 "야채수로 암을 이겨내다" • 16
02 야채수의 기적…왜? • 26
03 내 몸에 좋은 야채수·현미차 건강법 이렇게 만드세요! • 37

chapter 02 내 몸의 병을 고치는
야채수 건강법

01 암을 이기는 야채수 건강법 • 46
02 치매에서 뇌장애까지~ 야채수로 잡는다 • 57
03 당뇨와 만성 신부전 이기는 야채수 건강법 • 64
04 관절염과 류머티스 야채수로 극복한다 • 72
05 아토피 잡고 피부는 깨끗하게~ 야채수 건강법 • 76
06 천식·비염은 체질을 개선하면 낫는다 • 80
07 탈모가 걱정될 때도 야채수 건강법 • 84
08 내 몸에 좋은 야채수 건강법 음용기간에서 명현반응까지~ • 88
09 야채수 건강법 실천할 때 꼭 기억하세요! • 93

chapter 03 식품 전문가가 말하는
"우리 몸에 맞는 야채수 건강법은 따로 있다!"

01 야채수 건강법 새로운 접근이 필요하다! • 98
02 유기농 야채수 건강법의 핵심은 바로 이것! • 100
03 야채수 5대 재료 효능 속으로… • 102
04 내 몸에 좋은 야채수 똑똑한 음용법 • 109
05 유기농 야채로 제대로 만들어야 효과 최고! • 113

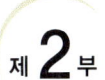

제2부 야채수 건강법
연구된 임상자료로 새롭게 입증한다

chapter 04 연구 논문으로 밝혀진
야채수의 '힘'

01 야채수의 RAW 264.7 세포에서 항염증 효과 • 120
02 약학박사 박정숙 교수의 제안
 "야채수를 음용하는 작은 수고는 건강을 지키는
 큰 힘이 될 수 있습니다" • 129
03 야채수와 발아현미차, 효능 높이는 3가지 시도 • 133
04 입증으로 밝혀진 야채수 건강법의 숨은 파워 • 138

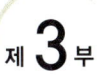

제3부 식품 전문가가 10년 동안 경험한
건강관리의 핵심

chapter 05 질병과 식품
어떤 비밀이 있을까?

01 질병은 왜 생길까? 질병의 싹 8가지 • 152
02 질병과 식품 어떤 비밀 있을까? • 161
03 식품으로 알아본 야채수와 현미의 위력 • 170
04 건강한 재료 구하기…친환경 농산물을 주목하자 • 174
05 첨가물 범벅인 식품을 주의하라! • 177

CONTENTS

chapter 06 현대의학과 자연요법이 상생하는 길

01 암 진단을 받았다면 통합적 관리 가이드를 작성하라! • 182
02 현대의학과 자연요법의 적절한 타협점을 찾아라 • 185
03 정상 면역을 지키는 통합의학을 지향하라 • 187
04 암은 내 몸의 일부…마음을 강하게 하라 • 193
05 생활습관을 개선하면 암은 없어진다 • 201
06 암을 예방하고 치료 돕는 똑똑한 식사요법 • 206
07 암을 예방하고 치료하는 항암 자연요법 • 220

chapter 07 다테이시 가즈 박사의 30년 이론을 뛰어넘는 현재의 사실들

01 야채수 끓이는 용기로 가장 좋은 것은? • 228
02 약의 장기 복용으로 인한 부작용인지, 명현반응인지 궁금해요! • 230
03 항암 중에는 야채수 음용을 어떻게 해야 하나요? • 233
04 야채수 음용 중 우유·돼지고기 섭취는 꼭 피해야 할까요? • 237
05 야채수를 철 냄비에 끓이면 정말 맛이 독해지나요? • 240
06 유기농이 없는데 일반 재료를 사용해도 되나요? • 242
07 위장이 많이 불편한데, 언제 음용해야 하나요? • 244
08 음용 시간을 조금만 바꿔도 시간 절약, 효과는 2배로~ • 246
09 어느 정도 음용해야 효과를 볼 수 있을까요? • 247
10 야채수는 생후 몇 개월부터 먹을 수 있나요? • 249
11 건강하다고 자신할 때 야채수 음용을 시작하세요! • 251
12 발아현미의 생명력도 함께~ 야채수와 현미차 함께 음용하세요! • 253
13 내 몸에 맞는 야채수 음용법 "따로 있을까요?" • 256
14 건강식품인데 장기 음용해도 괜찮나요? • 258

| chapter 08 | 야채수의 진실을 입증하는
14인의 체험사례 |

체험사례 01 유방암 투병 중 알게 된 야채수 건강법은
　　　　　　 새 희망이 되었어요! • 262
체험사례 02 간암 수치가 정상이래요! • 265
체험사례 03 직장암 진단, 그 후… • 268
체험사례 04 우리 신랑 B형 간염 야채수로 고쳤어요! • 271
체험사례 05 믿기 어려운 효능이 나타났어요! • 273
체험사례 06 직장암인 저에게 너무 감사한 야채수와 발아현미차 • 276
체험사례 07 저는 이렇게 했어요! 여러분도 한 번 해보세요! • 279
체험사례 08 야채수는 비염을 잡는 데도 최고! • 281
체험사례 09 10개월째 야채수를 음용하면서… • 283
체험사례 10 엄마의 알레르기 야채수를 음용하고 회복됐어요! • 287
체험사례 14 돌아보면 힘들었던 1년…다시금 활짝 웃게 되었습니다 • 290
체험사례 12 변화를 경험하면서 야채수 전도사가 되었습니다 • 293
체험사례 13 백혈병 치료 중인 분에게 적극 추천합니다 • 296
체험사례 14 야채수는 정말 대단합니다! • 297

에필로그 • 300

V E G E T A B L E S

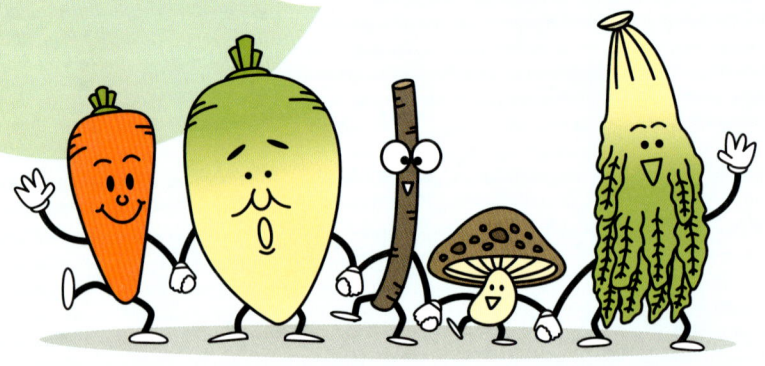

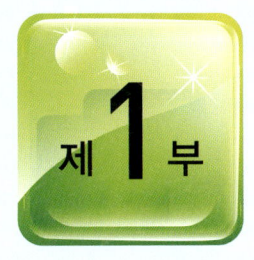

원본 야채수 건강법 들여다보기

한국에서 먹을거리의 정서는 뭐든 원조를 찾아 나선다. 야채수도 원조가 되는 다테이시 가즈 박사의 주장을 자세히 들여다봄으로써 이후 새롭게 다루는 참든마을의 야채수를 더 깊이 이해하리라 본다.

제1부는 원본을 충실하게 기록하여 다테이시 가즈 박사의 개발 목적과 그 당시 기적적으로 회복된 환우들의 기록들을 생생하게 알리고자 한다. 일본에서는 30년 전에 출판된 내용이 지금까지 전해지면서 야채수 건강법에 대한 이해를 돕고 있다.

하지만 그 사이 저자는 돌아가시고 원본이 새롭게 각색되어 출판되고 있는 형편이다. 그러다보니 저자의 내용을 충분히 검증할 만한 공식적인 자료는 찾을 수 없어 안타까운 마음 금할 길이 없다.

그러나 한 가지 그나마 다행스러운 것은 30년 전에 쓰여진 야채수 건강법의 사실 유무와 상관없이 오늘날 한국에서 야채수를 음용하고 긍정적인 효과를 나타낸 사례가 부지기수라는 점이다. 초창기 특정 병증이나 환우들에게 국한되어 있던 음용층이 현재는 더 넓어져 남녀노소 할 것 없이 예방 및 치유의 방향으로 많은 사랑을 받고 있다는 것은 참으로 기쁜 일이 아닐 수 없다.

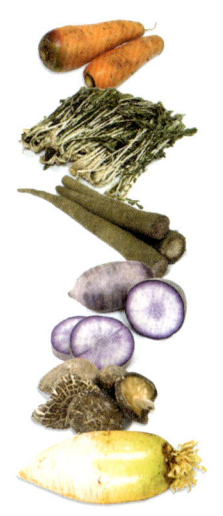

CHAPTER
01

체험자들의 고백
기적의 야채수로 암을 이겨내다

01
VEGETABLES

체험자들의 기적 같은 고백
"야채수로 암을 이겨내다"

야채수 건강법은 놀라운 효과가 사람들 입에서 입으로 전해지면서 엄청난 반향을 불러일으켰다. 야채수 건강법은 현대의학으로는 치유하기 어려운 암이나 만성병 치료에 탁월한 효과를 나타냈기 때문이었다.

암이 곧 죽음을 의미하는 것은 아니지만 암은 여전히 현대인의 사망 원인 중에서 가장 큰 비중을 차지하고 있다. 현대의학에서는 일단 암에 걸리면 그 앞에 죽음이 기다리고 있다는 것이 상식으로 통용되고 있다. 그래서 암 환자들 대부분은 힘겨운 투병생활을 하다가 죽어간다.

그런데 야채수는 암세포를 옴짝달싹 못하게 제압할 뿐만 아니라 소멸시켜버리는 것으로 알려졌다. 이 같은 사실은 실제로 암 환자의 체험 사례를 통해 속속들이 밝혀졌다.

그래서 숱한 화제를 모아온 야채수 건강법. 지금으로부터 30여 년 전 일본의 화학자인 다테이시 가즈 박사는 다년간의 연구를 통해 야채수 건강법을 세상에 내놓은 주인공이다.

그는 야채수를 복용한 후에 기적적으로 건강을 회복한 세 사람의 체험사례를 저서를 통해 발표해 사회적 이슈가 되기도 했다.

체험사례 01
야채수 덕분에 건강 되찾은 일본 전 부총리 이야기

자민당의 거물 대의원인 와타나베 미치오渡邊美智雄 씨. 그는 모든 사람들이 총리대신 후보자로 인정하고 있는 인물이었다. 그런 그가 1992년 2월 갑자기 병원에 입원을 했다.

정치가로서 자기의 병을 밝히는 것은 분명 정치적 부담이 되는 일이었다. 정치생명의 위기라고 할 수도 있었다. 그런 탓에 대부분의 정치가들은 보통 자신의 병이 깊을수록 숨기려고 한다. 그런데 그와 같은 상황에서 입원했다는 사실을 공표했을 정도였으므로 병이 얼마나 심각했는지 짐작할 수 있었다.

와타나베 씨는 도쿄여자의대 병원에 입원했다. 그곳은 내장질환 분야에서는 일본에서 제일 가는 병원이었다. 와타나베 씨의 측근은 그의 병이 가벼운 병이라고 발표했지만 대부분의 사람들은 그가 단순한 병을 앓고 있는 것은 아닐 것이라고 짐작했다.

와타나베 씨는 얼마 동안 입원한 후에 일단 정치현장으로 복귀했지만 그 모습에는 병색이 완연했다. 얼굴색도 좋지 않았고, 목소리에도 기운이 없었으며, 축 가라앉아 있었다. 와타나베 씨는 그 후로도 입원과 퇴원을 반복했다.

누가 봐도 건강이 좋지 않다는 건 알 수 있었다. 그래서 모두들 걱정했다. 그랬던 그가 1993년 여름부터 조금씩 변하기 시작했다. 목소리에 생기가 돌기 시작했으며 눈에도 빛이 났다.

당시 그는 친지의 소개로 야채수를 알게 되었고, 그 후 날마다 거르지 않고 섭취했다고 한다. 그런 덕분이었는지 그는 차츰 건강을 되찾아갔다. 와타나베 씨 본인도 유명 주간지와의 인터뷰에서 "이제는 완전히 나았습니다. 특히 당근, 우엉이 들어 있는 야채수를 날마다 먹은 후로는 내가 생각해도 이상할 정도로 몸 상태가 좋아졌으며, 완전히 건강을 회복했습니다." 이렇게 말하기도 했다.

이 일을 계기로 많은 정치인들이 야채수에 관심을 갖기 시작했다. 〈주간 아사히〉에 소개된 기사에 따르면 관방장관인 다케무라 마사요시武村正義 씨도 야채수를 복용하고 있다는 소식이 전해지기도 했다. 다케무라 씨는 한 인터뷰에서 이렇게 말하기도 했다.

"야채수가 맛은 무척 없지만 하다羽田 씨가 복용해 보고 호소카와細川 총리에게도 권했다고 하더군요."

이런저런 사실이 알려지면서 야채수는 일본 정가에서 톡톡한 유명세를 타기도 했다.

체험사례 02
야채수로 말기암이 3개월 만에 소멸했다

일본 인기 만화가 아카쓰카 후지오赤塚不二夫 씨의 전부인인 에모리 도모코江守登茂子 씨는 야채수 덕분에 죽음의 문턱에서 기사회생한 주인공이 됐다며 자신의 체험담을 다음과 같이 밝히고 있다.

나는 예전에 맹장수술을 한 번 받았을 뿐, 그 후로는 감기 한 번 앓은 적이 없을 정도로 건강했다. 그런데 3년 전부터 갑자기 건강이 악화되기 시작했다. 현기증이 나고 미열이 있고 허리에 통증이 느껴지는 등 갱년기장애 증상이 나타났다.
그 증상들은 나날이 심해지면서 보행장애까지 생겨 일어설 수도 없었고 말을 하기도 무척 힘이 들었다.
자율신경실조증이 아닐까 염려되어 대학병원에 가서 검사를 해보았지만 아무런 이상이 발견되지 않았다. 통증은 날로 심해졌지만 병원에서는 아무 이상이 없다고 하고….
생각다 못해 그 이유를 직접 찾아보리라 결심했다. 책을 보며 내 증상에 대해 연구하기 시작했다. 그런 덕분에 그 방면으로는 의사 못잖게 지식도 갖게 되었다.

건강법도 닥치는 대로 시도해보았다. 알로에, 스쿠알렌, 건강차 등 좋다는 건 전부 구해서 먹어봤지만 별다른 효과를 보지 못했다. 심지어 부적까지 산 적도 있었다.

그러던 어느 날이었다. 1993년 5월 어느 날 밤 나는 결국 쓰러졌다. 구급차에 실려 병원 응급실로 옮겨졌다. 그 당시 무슨 이유에서인지 몰라도 아무리 해도 소변이 나오지 않았고 심장에도 심한 통증이 느껴졌다. 병원에서 인공관을 사용하여 배뇨를 했지만 그때도 검사 결과는 여전히 정상이었다. 그래서 입원도 못하고 집으로 돌아왔다.

참으로 이해할 수 없는 상황이었다. 이렇게 통증이 심한데도 정상이라니…. 병원에 대한 불신감은 더해만 갔고 몸 상태도 더더욱 나빠졌다. 설상가상 심한 두통까지 겹치면서 정말 죽을 지경이었다.

고통을 호소하자 병원에서는 정신과 치료를 한 번 받아보라고 했다. 진찰을 마친 의사는 '과한기증후군'이라고 말했다. 과호흡에 의한 산소 과잉으로 현기증, 수족과 안면마비, 전신 경련이나 의식장애를 일으키는 증상으로 판명이 났던 것이다.

병원에서는 약을 처방해주었고, 그 약을 먹자 두통은 사라졌지만 신체의 이상 현상은 여전했다.

그러던 중 지인으로부터 야채수가 좋다는 말을 들었다. 곧바로 시도해봤다. 그런데 뭐가 잘못됐는지 아주 나쁜 결과가 나타나고 말았다. 너무 진하게 마신 것과 칼슘제 같은 것도 함께 복용해서 그것이 심각한 결과를 불렀던 것 같다. 야채수를 복용하자 대하가 나오고 국부가 심하게 짓무른 증상이 나타났던 것이다.

산부인과를 찾아갔다. 검사 결과 자궁경부암 초기로 제1기라는 진단을 받았다. 그것은 엄청난 충격이었다. 믿을 수 없어 다시 한 번 더 검사를 해보려고 다른 큰 병원에 가서 재검사를 해보았지만 검사 결과는 더 충격적이었다. 4기 자궁경부암이라는 진단을 받았던 것이다.

병원에서는 당장 수술을 해야 한다고 했다. 하지만 선뜻 결심하기가 쉽지 않았다. 이미 얼마 남지 않은 인생 마음 편안하게 살고 싶다는 생각도 들었다. 이미 죽음까지도 각오하고 있던 터였다. 어차피 4기 암이었다.

남편은 직장까지 그만두었다. 얼마 남지 않은 인생 한 시간이라도 같이 있겠다고 했다. 유학을 준비 중이던 딸도 유학 계획을 취소했다.

그럴 즈음 전 남편이었던 아카쓰카 씨의 현재 부인이 여러 가지 걱정을 해주면서 다테이시 가즈 박사가 만들어낸 야채수를 복용해 보라고 권해주었다. 때마침 그 시기에 우연히 듣게 된 이야기는 귀가 솔깃했다. 우연히 만난 옛 친구를 통해 암으로 20일밖에 살 수 없다는 선고를 받은 환자가 야채수를 먹은 지 40일 만에 완전히 건강을 회복해 소프트볼 시합에도 나갈 정도로 좋아졌다는 것이었다. 믿어지지 않는 사연이었다.

이 이야기를 듣고 궁금해졌다. 다테이시 가즈 박사를 한 번 만나보고 싶어졌다. 그러던 차 때마침 도쿄에 강연하러 와 있다는 소식

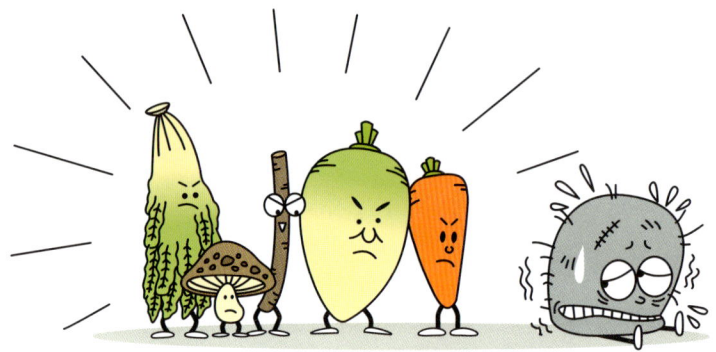

을 듣고 무리하게 진찰을 부탁했다.

다테이시 가즈 박사는 나를 보고 순식간에 9가지 증상을 말했다. 뇌동맥경화, 백내장, 폐암, 십이지장궤양, 위궤양, 만성췌장염, 간 기능 저하, 신장 기능 저하, 자궁암 등이 내 몸 안에서 이미 진행되고 있다고 했다. 그러면서 다테이시 가즈 박사는 이렇게 말했다.

"암은 걱정하실 필요가 없습니다. 고칠 수 있으니까요."

그날부터 나는 야채수와 소변을 먹기 시작했다. 매일 아침 야채수 150cc에 소변 30cc를 섞어 마시고, 이와는 별도로 야채수 600cc도 복용했다. 그러면서 생활습관도 바꿨다. 육류는 일절 먹지 않았고 화학첨가물도 섭취하지 않았다. 식사는 철저하게 자연식으로 바꿨으며 금속류도 몸에 해롭다고 해서 일절 하지 않았다. 손목시계도 테이프를 붙여서 금속이 직접 피부에 닿지 않도록 하였다.

그러자 내 몸에서는 놀라운 일이 일어났다. 그렇게도 심하던 대하가 금세 사라졌고, 식욕도 생겼다. 거무스름하던 피부도 깨끗해지고 불면증도 없어졌다. 믿을 수 없을 정도로 빠르게 몸 상태는 좋아져 갔다. 10kg 이상 줄었던 체중도 정상으로 회복되었다. 기적 같은 일이 일어난 것이었다.

그런 후 다시 다테이시 가즈 박사를 만났다. 그때까지도 내 몸속의 암세포는 완전히 소멸되지 않았지만 아주 좋아지고 있다고 했다. 그리고 두 달 뒤 다시 찾아가 진찰을 받았는데 암이 완전히 사라졌다고 했다. 수술도 하지 않고 야채수만 먹었는데 암이 없어지다니…. 기적 같은 일이 일어난 것이다. 나는 너무 기뻐서 그 자리에서 펑펑 울고 말았다.

3개월 만에 소변요법은 중단했지만 지금까지도 야채수는 아침저녁으로 200cc씩 꾸준히 먹고 있다. 식생활도 자연식을 그대로 실천하고 있다. 육류 섭취는 철저하게 금하고 있다. 고기가 맛있다는 건 알지만 지금은 별로 먹고 싶다는 생각은 들지 않는다. 예전에는 라면도 너무나 좋아했는데 지금은 별로 먹고 싶지 않다.

누가 뭐래도 다테이시 가즈 박사는 내 생명의 은인이다. 그를 만난 덕택에 나는 죽음의 문턱에서 기사회생할 수 있었다.

옆에서 쭉 지켜봤던 나의 가족도 지금은 모두 야채수를 마시고 있다. 그 영향은 여러 곳에서 나타났다. 다리가 부어서 걷기 불편해 하시던 시아버지도 건강해졌고, 28세의 딸은 15년 동안이나 생리통으로 고생했고 설상가상 유선염까지 겹쳐 힘들어 했는데 야채수를 복용하면서 그와 같은 증상이 말끔히 사라져 그저 놀라울 뿐이었다.

남편도 예외는 아니다. 평소 건강법 같은 것에는 관심도 없고, 또 믿지 않는 편이었는데 다테이시 가즈 박사의 진찰을 받은 결과 신장결석이 발견되었다. 이를 계기로 야채수를 먹기 시작했고, 그 결과는 역시 놀라웠다. 신장결석이 나았을 뿐만 아니라 지병이었던 구내염도 완전히 사라졌기 때문이다. 이 일을 계기로 우리 가족 모두는 야채수의 팬이 되어버렸다. 그리고 가족 모두가 늘 먹고 있다.

지인 중에 아토피로 고생하는 사람, 자궁근종으로 고통스러워하는 사람에게도 야채수를 권해 주었다. 이렇게 알리다 보니 내 주변에는 많은 사람들이 야채수의 놀라운 효과를 체험했다.

나 또한 야채수 덕분에 목숨을 구했으니 많은 사람들에게 추천해주고 있다. 심지어 길에서 만나는 택시 기사에게까지 야채수를 권할 정도다.

체험사례 03
백혈병이 1개월 만에 완치됐다

이 이야기는 야채수와 다테이시 가즈 박사를 잘 알고 있는 분의 이야기를 참고하여 야채수연구회에서 구성한 것이다.

1991년 11월 말쯤 한 기업인이 찾아와 다테이시 가즈 박사에게 이렇게 말했다.

"유명한 프로야구 감독이 팀의 성적이 저조하다는 이유로 임기 도중에 교체됐어요. 그런데 알고 보니 그의 부인이 백혈병에 걸려 돌봐줘야 하는 것이 진짜 이유였어요. 선생님은 기적적인 건강법의 노하우를 갖고 계시다고 들었는데 그 부인을 좀 봐줄 수는 없을까요?"

다테이시 가즈 박사는 즉시 그 기업인과 함께 야구감독의 부인을 찾아갔다. 그 부인은 백혈병을 앓고 있었고 병원에서는 앞으로 6개월밖에 살 수 없다고 선고한 상태였다.

항암제나 방사선 치료 때문인지 몰라도 부인의 머리카락은 모조리 빠져 있었고, 몸은 야윌 대로 야위어 체중이 35kg밖에 되지 않았다.

다테이시 가즈 박사는 그 부인에게 야채수를 먹으면 나을 수 있다고 말하고 백혈병을 치유하는 야채수 건강법을 가르쳐 주었다.

이때부터 그 부인은 야채수를 마시기 시작했다. 그리고 1개월 후에 정기검진을 받았는데 놀랍게도 혈액의 상태가 정상치로 되돌아와 있었다. 불과 1개월 만에 백혈병이 완치된 것이다.

그것은 분명 기적이었다. 부인의 죽음을 기정사실로 여겼던 의사도 고개를 갸웃거렸지만 그 부인은 병이 완치되어 퇴원을 하게 되었다.

부인은 지금도 건강한 모습으로 생활하고 있고, 프로야구 감독인 남편도 복직되어 좋은 성적을 올렸다고 한다.

02
VEGETABLES

야채수의 기적…
왜?

　암이 낫고, 만성병에 효과를 보고…. 화제가 되고 있는 야채수 건강법은 사실 따지고 보면 참으로 별 것 아닌 건강법이기도 하다. 우리 주변에서 너무나 쉽게, 흔하게 구할 수 있는 재료들로 만들어지기 때문이다. 무, 무청, 표고버섯, 당근, 우엉이 야채수의 재료들이다. 이 중에서 특별한 것은 결코 없다. 시장에 가면, 마트에 가면 누구나 손쉽게 살 수도 있고, 직접 재배해 먹을 수도 있는 재료들이다.

　이런 재료로 만들어진 야채수가 각종 질병 치유에 기적 같은 효과를 나타내고 믿을 수 없는 결과를 내놓기도 한다는 사실이 조금은 불가사의하게 느껴지기도 한다.

　이 비밀을 알려면 우리 몸속에서 야채수가 어떤 역할을 하는지 그 기전을 이해하는 것이 중요하다.

야채수 건강법의 창시자인 다테이시 가즈 박사는 야채수 건강법의 작용 원리를 알기 쉽게 밝혀놓았다. 그 작용에서 가장 중요한 점은 야채수가 우리 몸의 세 가지 기본인 체세포와 콜라겐, 칼슘의 균형을 맞춰주는 데 핵심적인 역할을 한다는 사실이다.

이들 세 가지 요소의 균형을 맞춰줌으로써 암이 낫게 하고 만성병을 개선시키며 건강한 몸으로 만들어준다는 것이다. 야채수 건강법에 숨어 있는 건강 비밀, 그 실체 속으로 들어가보자.

:: 야채수의 비밀 01
야채가 우리에게 가르쳐 주는 신비를 주목하자

야채수의 비밀을 알려면 야채가 우리에게 가르쳐 주는 신비를 먼저 이해해야 한다.

한 줌의 흙속에 수많은 미생물이 살고 있다는 사실을 모르는 사람은 없다. 비록 우리 눈에 보이지는 않지만 흙속에는 수백, 수천 종의 미생물이 생명의 활동을 하고 있다.

이들 미생물들은 우리 인간에게도 참으로 유익한 존재다. 푸른곰팡이로부터 발견된 페니실린을 비롯하여 스트렙토마이신 등 항생물질의 대부분은 이 토양 속의 성분에서 만들어졌다는 사실만 보아도 능히 짐작할 수 있는 일이다.

야채는 수천 종의 미생물이 제공한 영양분을 자양분으로 삼고,

또 태양에너지의 모든 것을 흡수하여 인간의 건강 유지에 꼭 필요한 엽록소나 철분, 미네랄 등 각종 비타민을 풍부하게 공급해주는 너무나 고마운 존재다.

그것은 우리 몸 세포를 재생시키는 원료가 되고 노화를 막는 비결이 되기도 한다. 또 혈액을 생성하여 우리 몸이 활동할 수 있는 동력을 제공해준다.

이렇듯 중요한 것이 야채이지만 우리는 종종 야채의 중요성을 잊고 산다. 그 결과는 자못 심각하다. 각종 질병에 걸려 죽을 고생을 하고 있다. 일억 마리의 미생물에 의해 자라고 성장한 채소는 항생물질에도 우수하여 진정한 효과가 있다. 그런 까닭에 다테이시 가즈 박사는 "야채를 먹읍시다. 먹는 것이 싫다면 수프로 해서 마시세요."라고 권했다.

이러한 야채 중에서도 흙의 정기를 듬뿍 받고 자란 뿌리채소를 위주로 하여 만든 야채수는 야채에 대한 기존의 개념을 바꿀 정도로 놀랄 만한 효과를 나타냈다. 특히 주목할 만한 사실은 야채수가 암에 대한 강력한 치료 효과를 나타낸다는 점이다.

누구에게나 두려움의 대상이 되고 있는 암. 암은 오늘날 사망 원인 1위 질환이다. 대부분의 사람들은 암=사망선고쯤으로 생각한다.

그러나 야채수는 많은 사람들의 암을 놀라울 정도로 단기간에 치료하는 효과를 나타냈다. 그 메커니즘은 다음과 같다. 암은 정상적인 세포가 서서히 암세포로 바뀌어 생기는 병이다. 그런데 만약 우리 몸에서 정상적인 세포가 암세포로 바뀌면 이렇게 생긴 암을 몸 자체의 치유력으로 고치기 위해 이 암에만 엉겨 붙는 물질이 있다. 세포의 대사과정에 관계되는 단백질의 하나인 티로신에서 변화한 아자티로신과 인체의 3분의 1을 차지하고 있는 경단백질인 콜라겐이 바로 그것이다.

이러한 물질은 암세포를 발견하면 순식간에 그 주위에 모여들어 암세포를 둘러싸고 세포의 활동을 정지시키고 제압해버린다. 게다가 이러한 물질은 신체의 영양밸런스를 유지하는 역할도 하고 있다.

야채수는 아자티로신이나 콜라겐의 작용을 도와서 암이나 약물 중독 혹은 기능장애 치료에 탁월한 효과를 보인다. 또한 야채수에는 암을 예방하는 엽산이 다량으로 함유되어 있는데 이것은 야채수가 암에 뛰어난 효과를 발휘하는 이유 중의 하나이기도 하다.

:: 야채수의 비밀 02
야채수는 체세포의 활동을 촉진시킨다

체세포는 인체를 구성하는 요소 중 가장 기본이 되는 생명단위다. 엄밀히 말하면 우리 몸은 아버지의 정자세포 하나와 어머니의 난자 세포 하나가 만나 만들어졌다고 해도 과언이 아니다. 그렇게 만난 세포가 4개로 분열되고 8개로 분열되고… 끊임없는 분열을 통해 약 60조 개의 세포로 이루어진 내가 만들어진 것이다. 따라서 세포는 나를 만든 생명 그 자체라고 할 수 있다.

이러한 세포는 생식세포와 체세포의 두 종류로 크게 분류된다. 생식세포는 여성은 난자이고 남성은 정자다. 그밖의 모든 세포는 체세포인데 우리 몸의 전체 세포 중 99% 이상을 차지한다.

이렇듯 중요한 체세포는 끊임없는 생성과 소멸하는 특성이 있다. 오래되고 낡은 세포는 스스로 소멸되고 그 대신 생생하고 싱싱한 세포가 새로 생겨나고…. 우리 몸은 일생동안 이 과정을 반복한다.

그런데 문제는 나이가 들수록 세포의 재생능력이 떨어진다는 데 있다. 이것이 바로 노화다. 누구도 거부할 수 없는 것이 노화이듯 세포의 재생 능력 또한 인간인 이상 거스를 수 없는 문제이기도 하다. 하지만 노화를 늦출 수는 있듯 점점 떨어지는 세포의 재생 능력도 활성화시킬 방법은 분명 있다는 것이다.

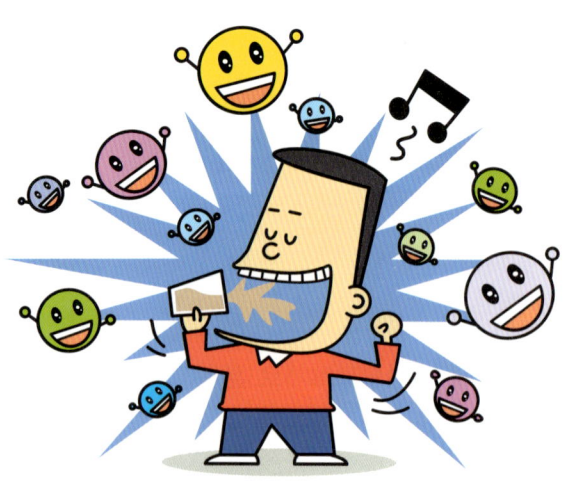

야채수의 진가는 바로 여기에 있다고 할 수 있다. 체세포에 노화가 일어나지 않도록 내 몸 체세포의 재생 능력을 활성화시키는 작용을 하기 때문이다.

야채수 건강법의 창시자인 다테이시 가즈 박사는 그렇게 하기 위해서는 우선 두뇌를 활성화시키지 않으면 안 된다고 했다. 인간의 체세포 움직임까지 우리 온몸의 시스템은 뇌가 조정하기 때문이다. 따라서 체세포의 노화를 막기 위해서는 뇌를 활성화시켜야 한다. 그러자면 뇌의 구성요소를 알아볼 필요가 있다.

그런데 뇌의 구성요소를 분석해 보니 인과 칼슘이 높은 비율을 차지하고 있다는 사실을 알게 됐다. 인이나 칼슘이 풍부하게 함유되어 있는 식품은 무엇일까?

야채수는 그 결과물이다. 인과 칼슘이 풍부하게 함유되어 있는 무, 무청, 표고버섯, 당근, 우엉 등으로 만들어졌기 때문이다. 그런 탓에 야채수를 먹으면 인간의 체세포 속 콜라겐의 움직임을 3배로 증가시키는 약효가 있는 것으로 알려져 있다. 야채수 건강법은 이처럼 체세포가 성장을 시작하면서 노화를 늦추게 되는 원리를 담고 있는 건강법이라 할 수 있다.

:: 야채수의 비밀 03
야채수는 인체의 밸런스를 유지시켜 준다

다시 한 번 강조하지만 우리 몸을 구성하는 기본 요소는 체세포와 칼슘, 그리고 인체의 3분의 1을 차지하는 콜라겐(경단백질)이다. 이 세 가지 요소가 적절하게 균형을 이루고 있으면 결코 병에 대해 두려워할 필요가 없다.

그러나 칼슘이 지나치게 많거나 부족하게 되면 체세포와 칼슘의 균형이 무너지게 되어 질병이 생기므로 체세포와 칼슘의 밸런스를 적절하게 유지해 나가는 것이 중요하다. 이러한 밸런스를 유지하려면 어떻게 해야 할까?

다테이시 가즈 박사는 이에 대한 해답은 생명의 원리에서 찾아 보아야 한다고 했다. 생체, 생리, 병리, 임상의학 등 많은 각도에서 조명해 볼 때 우리 인체를 주관하는 가장 중요한 부분은 뇌이고, 이 뇌세포를 구성하는 물질이 무엇인지 분석함으로써 그 실마리를 찾으려고 노력했다. 그리고 수없이 행한 실험 결과 그 주성분이 인이라는 사실을 밝혀냈다. 인이 없으면 우리 몸의 생체는 결코 성립되지 않았던 것이다.

이 사실로 유추해본 하나의 시도는 '좀 더 많은 양의 인을 섭취하면 체세포에 좋은 변화가 생기지 않을까?' 하는 것이었다.

이 사실을 입증하기 위해서도 수없이 많은 동물실험이 행해졌지만 번번이 실패했다. 또 인과 칼슘은 아주 빠르게 결합하는 성질이 있다는 사실에 주목해 인과 칼슘을 결합시켜 생체에 주입해보기도 했다. 그러나 체세포에는 특별한 변화가 일어나지 않았다.

그럴 즈음 문득 유아에게 하루 세 시간 일광욕을 시키면 비타민 D를 보충해 줄 수 있다는 사실에 착안해 비타민 D가 인체에 반드시 필요한 물질이라는 사실을 유추해냈다.

곧바로 실험동물에게 비타민 D를 공급한 후 인과 칼슘을 주입해보았다. 그러자 털과 피부, 동작 등에 놀라운 변화가 나타났다. 체세포도 활발하게 증식하기 시작했다.

그러나 인과 비타민 D만으로는 혈액의 밸런스를 유지할 수 없었다. 그래서 시도한 것이 엽산, 철분, 미네랄과 석회를 혼합하여 주입한 후 체세포와 성장속도가 빠른 암세포를 서로 경쟁시켜 보았다.

그러자 암세포는 후퇴하고 그 대신 체세포의 성장이 빨라졌을 뿐 아니라 체세포가 암세포를 둘러싸고 있는 형태가 되었다. 그리고 순식간에 암세포를 소멸시켜 버렸다.

이때부터 동물의 내장부터 뇌에 이르기까지 수백 차례에 걸쳐 암세포를 이식하는 실험을 계속했다. 그 결과는 놀라울 뿐이었다. 몇 번이나 되풀이해도 암은 완전히 없어졌으며, 이와 동시에 체세포와 콜라겐은 놀라운 기세로 왕성하게 성장해나갔다. 그리하여 다음과 같은 결론을 이끌어내기에 이르렀다.

1. 칼슘과 인 그리고 비타민 D를 생체에 필요한 만큼 보충해주면 암이 제압될 때까지 체세포가 활성화된다.
2. 칼슘을 아무리 체내에 보충해도 인이 없으면 해가 될 뿐 건강해지지 않는다.
3. 인을 먼저 체내에 축적시켜 놓으면 체내에서 기다리고 있던 인이 칼슘

과 결합해서 헛되지 않게 신체의 모든 체세포에 공급된다.

4. 비타민 D가 몸에 충분히 있으면 칼슘의 흡수를 좋게 한다.

야채수는 인과 비타민 D를 몸에 축적해주는 여러 가지 조건을 모두 만족시켜 주는 데 초점을 맞춘 건강법이다. 인체를 성장시키고 유지하여 노화를 방지하고 질병에게 틈을 보이지 않게 하는 3가지 조건을 두루 갖추고 있기 때문이다. 특히 여기에 혈액의 흐름을 좋게 하고 인슐린과 이뇨의 효과를 배가시키는 발아현미차 건강법까지 더해지면 능히 젊음을 되찾는 묘약이 될 수 있을 것이다.

:: 야채수의 비밀 04
야채수는 암세포를 제압한다

야채수는 인체에서 가장 딱딱한 단백질인 콜라겐을 증강시켜 나이에 상관없이 성장기의 아이들과 같은 몸을 만드는 원동력이 된다. 특히 체내에 들어온 야채수는 화학변화를 일으켜 30가지 이상의 항생물질이 생성된다.

이 중에서도 아미티로신이나 아자티로신과 같이 암세포에만 달라붙는 특수한 물질이 증가함으로써 암은 불과 3일이면 제압이 된다. 또 인체를 구성하고 있는 체세포를 변화시킬 수도 있다. 이렇게 변화시킨 체세포는 암에 대한 면역을 가지고 있기 때문에 두 번 다시 암에 걸리지 않게 된다.

이런 특성을 가지고 있기 때문에 야채수를 복용하면 말기 암 환자라도 완치될 수 있다. 실제로 산소호흡기를 달고 있는 말기 암 환자라도 의사가 야채수 200cc와 발아현미차 200cc를 45분 간격으로 교대로 카테터(식도나 위장 등에 넣어 내부 상태를 알아보거나 약물을 주입하는 관)를 이용하여 위 또는 장에 주입하면 체세포가 한순간에 증가한다. 야채수와 발아현미차의 작용으로 생체가 소생하여 원기를 되찾게 되는 것이다.

이 경우 환자에게 투여하는 야채수와 발아현미차는 1일 600cc 정도면 충분하다. 다음날부터는 환자 스스로가 먹을 수 있을 정도로 환자의 상태가 호전될 것이다. 이때 주의할 점은 야채수를 먹는 동안에는 다른 약물을 먹지 않아야 된다는 것이다.

야채수와 발아현미차는 지금까지 말기 암 환자 1만 명 이상에서 효과를 나타냈다. 실행한 사람들의 99% 이상에서 효과가 있었던 것이다. 특히 야채수의 진가는 여기에 그치지 않는다. 야채수는 체세포의 증식 강화를 촉진함과 동시에 백혈구, 혈소판의 증강과 T세포의 움직임을 3배 세력으로 증가시켜 강력한 인체로 만드는 데 있다. 그 결과 몸의 면역력이 강화되고 암, 에이즈 등 아주 광범위한 질병에 위력을 발휘하게 되는 것이다.

발아현미차의 위력도 결코 간과할 수 없다. 발아현미차는 당뇨병 환자의 이뇨작용을 촉진시키고 당을 분해해서 인슐린의 작용을 돕는 최상의 효과를 나타낸다. 이와 동시에 복막에 고인 물을 제거할 때도 다른 어떤 이뇨제보다도 빠른 효과를 볼 수 있다.

발아현미차는 또 혈액이나 혈관 내의 정화작용에 있어서도 경이적인 위력을 가지고 있다. 심장병 환자가 하루에 600cc 이상의 야채수와 발아현미차를 20일 이상 꾸준히 섭취하면 건강을 회복할 수 있게 된다.

암에 대해서도 야채수와 발아현미차를 병용하는 것으로 치료에 최고의 조건을 만들어주게 된다. 그래서 야채수와 발아현미차는 우리 몸에 훌륭한 작용을 하는 건강법의 중요한 중심이라고 할 수 있다.

03
VEGETABLES

내 몸에 좋은 야채수·현미차 건강법
이렇게 만드세요!

 :: 야채수 건강법이란?

다테이시 가즈 박사가 창안해 낸 야채수 건강법은 우리에게 너무도 친숙한 야채 몇 가지의 배합으로 이루어져 있다. 근채류와 표고버섯 등을 배합하여 끓여 만든 수프라고 할 수 있다. 그런데 그 시도가 몰고 온 파장은 실로 컸다. 일본 국민들을 매료시켰던 것이다.

그 영향은 우리나라라고 예외는 아니었다. 하나둘 따라 하는 사람이 늘어나면서 놀라운 효과를 체험한 사람들의 수는 날로 늘어갔다. 지금도 숱한 암환자들, 각종 만성병으로 고통을 받고 있는 사람들이 온 정성을 다하여 실천하고 있는 건강법 중 하나이기도 하다.

그렇다면 도대체 야채수 건강법의 실체는 무엇일까? 다테이시 가즈 박사는 누구나 야채수 건강법을 실천하기를 바랐다. 그래서 야채수 만드는 기본재료와 분량까지 소상하게 밝혀놓아 누구나 실천할 수 있는 길을 터놓았다.

::야채수 건강법, 이렇게 만드세요!

기본재료

1 무 | 4분의 1개 (약 150g)

2 무청 | 4분의 1개 분 (말린 무청 5~6잎 약 10g)
 *무청은 잎이 있는 시기에 따서 바람이 잘 통하는 그늘에서 말린 후 보관했다가 사용한다.

3 당근 | 2분의 1개 (약 80g)

4 우엉 | 큰 것 4분의 1개 (작은 것은 2분의 1개 약 50g)

5 표고버섯 | 1~2장 (약 10g)
 *자연 건조시킨 것을 사용한다. 구할 수 없을 때는 생표고버섯을 건조시켜 사용한다. 시판하고 있는 전기 건조한 것은 비타민 D가 들어 있지 않으므로 사용하지 않도록 한다. 만약 햇볕에 건조한 것을 구할 수 없을 때는 마른 표고버섯을 햇볕에 쬐면 비타민 D가 생성된다.
 *야채수 건강법의 기본 재료들은 시중에서 얼마든지 구할 수 있는 것들이다.

만드는 법

1 채소는 미리 물에 담가두거나 삶아서는 안 된다.

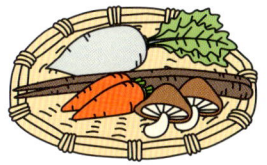

2 냄비는 스테인레스나 내열 유리 제품을 사용한다.

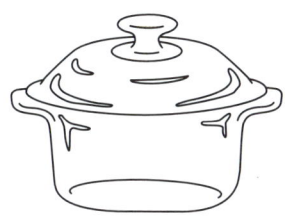

* 30년 전의 알루미늄 용기는 100% 순도를 가지고 있었다. 하지만 요즈음 알루미늄 용기는 주석에 알루미늄이 도금되어 있는 경우가 대부분이므로 쓰지 않도록 한다. 철제 용기의 철(Fe)이 비타민 C와 만나면 라디컬(독성)이 만들어지므로 피한다.
* 야채수는 유리그릇이나 유리병에 보관한다.
* 야채수라고 가볍게 생각해서는 안 된다. 법랑이나 테플론 가공한 냄비는 그 재질이 녹아나오기 쉬우므로 절대 사용하지 않도록 한다.

3 채소는 너무 잘게 썰지 말고 큼직하게 껍질째 잘라서 넣는다.

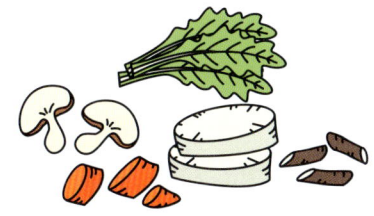

4 물은 채소 양(부피)의 3배를 넣는다. 물 1.5L에 채소 300g의 비율(무게)로 넣는다.

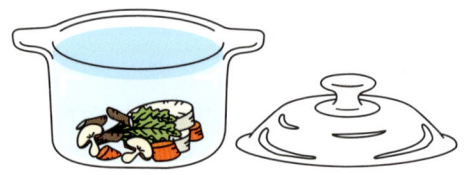

5 끓을 때까지 뚜껑을 열지 않는다.

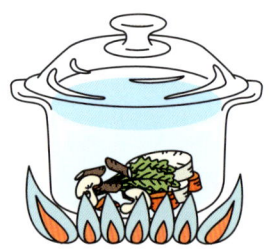

6 끓기 시작하면 불을 약하게 줄여 1시간가량 더 은근히 달인다.

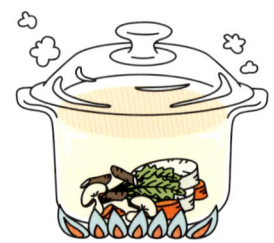

7 이렇게 만든 야채수를 차 대신 복용한다.

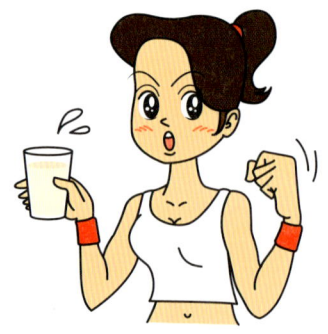

8 끓이고 남은 수프의 건더기는 된장국, 맑은 장국, 우동국물에 넣어 이용해도 된다.

야채수 만들 때 주의할 점

- 채소를 많이 넣으면 그만큼 빨리 효과가 나타나는 것은 결코 아니다. 반드시 정량을 지켜야 한다.
- 다른 약초나 그밖의 식품 등을 재료에 혼합해서는 안 된다. 경우에 따라서는 독약보다 강한 독성으로 변할 수 있다. 기본 재료 이외의 것은 절대로 넣지 않는다.
- 어떤 질병에 걸렸더라도 야채수를 복용하면 체온이 1도 정도 낮아질 것이다. 이로 인해 감기에 걸릴 경우는 적으며, 열도 걱정하지 않아도 된다.
- 신장병 환자와 당뇨병 환자는 주의사항을 참고한다.
- 야채수가 우리 인체에 들어가면 화학변화를 일으켜 30종류 이상의 항생물질을 만들어낸다.

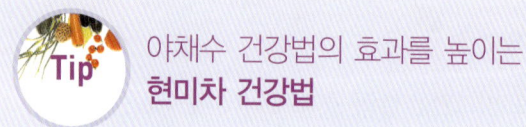

야채수 건강법의 효과를 높이는
현미차 건강법

야채수 건강법의 효과를 보다 더 높이기 위해 다테이시 가즈 박사가 개발한 것이 현미차 건강법이다.

현미를 타지 않도록 볶아서 끓인 물에 넣어 차처럼 먹는 방법이다. 이렇게 만든 현미차를 수시로 마시면 우리 몸을 살리는 또 하나의 구세주가 된다.

현미차 만드는 법

1. 현미를 진한 갈색이 될 때까지 볶는다. 기름을 두르지 않고 프라이팬에서 저으면서 타지 않게 볶는다.
2. 이와 함께 물 8홉을 끓여서 볶은 현미를 넣은 뒤 불을 끄고 5분간 그대로 둔다.
3. 현미를 걸러내고 그 차를 마신다.
4. 재탕을 해도 된다. 재탕은 우려낸 것을 5분간 끓인다.
5. 처음 것과 두 번째 것을 섞어서 먹는다.

야채수는 우리 몸의 세 가지 기본인
체세포와 콜라겐, 칼슘의 균형을 맞춰주는 데 있다.
이로 인해 암이 낫고 만성병을 개선시키며
건강한 몸으로 만들어주는 작용을 한다.

다년간의 임상 경험을 통해 다테이시 가즈 박사는 각종 질병을 고치는 야채수 건강법을 발표했다. 면역, 즉 인간이 가지고 있는 자생력으로 병을 극복하는 것이 가장 현명한 대처임을 각종 병증 설명에서 상세히 기록해 두었다.

그런 점에서는 다테이시 가즈 박사의 접근방식에 동의한다. 한 가지 새롭게 추가한다면 현대의 질병은 그전보다 다양한 원인들이 새롭게 추가되었고 그 원인을 알 수 없는 수많은 병들의 치료는 곧 면역, 이른바 내 몸의 내부 의사에게 달려 있다는 점일 것이다.

야채수 건강법은 내 몸의 면역력을 높이는 데 뛰어난 작용을 한다. 그래서 이 건강법은 세상에 등장한 지 30여 년이 흐른 지금까지도 꾸준한 사랑을 받고 있는지도 모른다.

만드는 법만 알면 누구나 쉽게 활용할 수 있는 야채수 건강법. 암, 생활습관병, 자가면역질환 등 잘 낫지 않는 만성병, 고질병 치료에 야채수 건강법을 적극적으로 활용해보자.

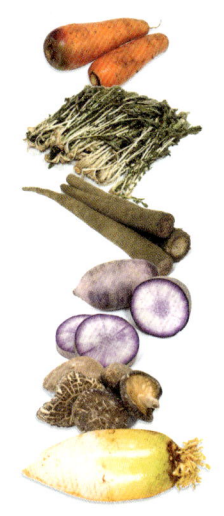

CHAPTER
02

내 몸의 병을 고치는 야채수 건강법

01
VEGETABLES

암을 이기는
야채수 건강법

　의학에 관심을 가지면서 가장 먼저 배운 것은 "인체를 구성하는 체세포의 증감, 사멸 그리고 재생능력"이었다. 우리 몸에 암이 생기는 이유도 이와 같은 인체의 근본 원리와 밀접한 관련이 있다.

　암이란 우리 몸을 구성하고 있는 체세포가 의약품이나 약물, 화학합성물질 등에 의해 체내에서 화학변화를 하여 돌연변이를 일으키는 것을 말한다. 이러한 화학변화 때문에 체세포 자체가 없어지거나 혹은 붕괴되고, 함몰되기도 한다.

　이렇게 붕괴되어 함몰된 체세포 틈으로 암으로 변화된 전혀 새로운 종류의 세포가 나타난다. 이 특수한 세포는 암으로 진행되는 과정에서 전이되기도 하고 수술로 절제를 해도 끊임없이 재발한다. 이렇게 이상하게 증가한 세포의 집단을 일반적으로 종양이라고 한다.

따라서 종양은 세포 분열에 의해 성장한다. 성장이 일정 수준에서 그치거나 천천히 성장한다면 평생 건강에 지장이 없을 수도 있다. 이것을 우리는 양성종양이라고 한다.

그런 반면 세포 분열의 성장이 아주 빠른 경우는 우리 생명에도 치명적인 영향을 미치게 된다. 이것을 악성종양, 즉 암이라고 한다. 그렇다면 왜 같은 체세포인데 암세포는 이리저리 옮겨 다니거나 재발을 반복하는 걸까? 궁금할 것이다.

그것은 같은 체세포라고 하더라도 암으로 변한 체세포는 원래 그 부위에 필요 없는 세포였기 때문에 단독으로 행동할 수 있기 때문이다.

보통 우리 인체를 구성하고 있는 체세포는 그 장소를 벗어나는 것이 사실상 불가능하다. 하나가 탈락하면 남은 부분의 세포가 두 개로 분열해서 부족한 세포를 보충하게 된다. 그렇게 해서 보충이 되면 세포분열은 멈추는 것이 원칙이다. 이 원칙이 지켜지는 한 우리 몸의 크기와 형태, 기능은 늘 일정하게 유지되는 것이다.

결론적으로 말해 우리 몸의 체세포에는 분열능력이 있지만 이것은 반드시 필요에 따라서 분열하고 결코 필요 한도를 초과하지는 않는다는 것이다. 이것이 건강한 상태다.

또 하나! 경단백질인 콜라겐 문제도 짚고 넘어가야 한다. 콜라겐이 암의 발생과 치료에 크게 관여하고 있기 때문이다. 콜라겐은 동물의 신체를 구성하는 중요한 단백질이다. 이것을 '교원'이라고도 한다. 주로 동물의 피부나 뼈, 연골, 힘줄, 인대, 모발 등 지지조직에 다량으로 존재하고 있다. 고등동물에서는 모든 단백질의 3분의 1을 차지하고 있다.

콜라겐은 섬유 모양의 경단백질로 주로 동물의 형태나 구조를 유지하는 역할을 하고 있다. 전자현미경으로 보면 700옹스트롬(1 Å는 1억 분의 1cm에 해당함)마다 줄무늬가 있는 섬유를 볼 수 있다.

콜라겐은 특히 글리신, 프롤린, 히드록시프롤린을 다량으로 함유하고 있고 물이나 묽은 산과 함께 가열하면 용액 속에 젤라틴이 침출되는 성질이 있기도 하다. 상어 등 연골이 많은 어종을 끓여서 국물을 식히면 엉긴 덩어리가 생기는데 이것이 콜라겐의 성질 때문이다. 그런데 한 가지 특이한 것은 체세포의 콜라겐이 이상하게 붕괴되면 여러 가지 질병을 일으키게 된다는 것이다.

그렇다면 왜 콜라겐은 이상을 일으킬까? 콜라겐이 이상을 일으키는 데는 두 가지 원인이 있다. 그 하나는 동물성 지방과 칼슘을 과잉 섭취했을 때다. 즉 육류나 합성칼슘, 우유를 많이 먹는 것이다.

또 다른 하나는 화학합성물질을 함유한 조미료나 음식을 먹었을 때다. 특히 의약품과 드링크제가 가장 심각하다. 즉 인공적으로 만들어진 것을 우리 몸속으로 들여보내면 문제가 생기는 것이다.

이 두 가지 조건이 갖추어지면 우리 몸의 이곳저곳에 이상이 생기게 된다. 체세포나 콜라겐의 붕괴가 촉진되기 때문이다. 그렇게 되면 다양한 질병이 생기게 된다. 암도 그 중 하나다. 일례로 폐암으로 사망한 환자의 폐세포를 조사해보면 다른 질병으로 사망한 사람의 폐세포보다 15~23배나 많은 칼슘이 축적돼 있는 것을 볼 수 있다. 그리고 폐세포에 꽉 찬 칼슘의 주변에는 암세포가 들러붙어 있다.

실제로 폐암으로 사망한 사람 중에 적어도 10명 중 9명은 이런 상태다. 암세포 자체가 사망의 주요 원인인지, 칼슘의 응고화가 주요 원인인지 구분이 애매할 정도다.

심장병으로 사망한 환자의 경우도 예외는 아니다. 심장병으로 사망한 환자의 심장을 살펴보면 심장근육에 칼슘이 가득 차서 콘크리트처럼 벽을 만들고 있는 것을 볼 수 있다. 심장이 돌처럼 딱딱하게 굳어버린 것이다. 따라서 칼슘제를 복용할 때는 각별히 조심해야 하고 과다 복용하는 우를 범해선 안 된다.

:: 암…야채수로 다스리자

모두가 두려워하는 암도 야채수로 다스릴 수 있다. 야채수로 암을 제압한다는 것은 결국 내 몸의 면역세포를 강하게 만들어 암과 싸우게 한다는 것이다. 이 싸움에서 야채수의 힘을 얻은 면역체는 암세포를 찾아서 부작용 없이 사멸시키는 것이 목적이다.

그래서 어떤 암이든 치유되는 원리는 같다. 암에 따라 야채수가 달라지는 것은 아니다. 위암, 간암, 폐암, 대장암 등 체내의 면역세포들(NK세포, T세포 등)이 활발하게 활동하면서 정상적이지 못한 세포인 암세포를 찾아 죽이는 것이 최고의 대처법이다. 그러기 위해서 널리 활용되고 있는 방법은 야채수와 현미차를 하루에 각각 600cc 이상 복용하는 것이다. 그동안의 경험에 비춰볼 때 이것은 결코 많은 양이 아니다. 그리고 또 하나 중요한 사실이 있다.

이 건강법은 암뿐만 아니라 뇌종양, 뇌연화, 뇌혈전, 고혈압, 간장병, 폴립, 위·십이지장궤양, 심장병 등 대부분의 내장질환을 비롯해 백내장, 무릎관절염, 그밖의 각종 질병에 적용해도 된다. 일례로 시력장애를 겪고 있는 사람이 야채수를 복용하면 10일 정도 되면 눈이 아프거나 흐린 증상이 나타나지만 며칠 지나면 이런 증상은 사라지고 눈이 잘 보이게 된다. 심지어 야채수를 먹기 시작하여 20일 정도 지나면 안경이 필요 없게 된 사람도 있을 정도다. 4개월 이상 실천하면 대개는 20년 정도 젊어 보이게 된다.

∷ 유방암·자궁암에도 야채수 건강법

야채수 건강법은 2대 여성암인 유방암과 자궁암에도 특별한 효과가 있다. 설령 유방암 말기라 할지라도 2개월 동안 야채수와 현미차를 하루에 600cc 이상 꾸준히 마시면 암세포는 어느새 없어져 있다.

자궁암의 경우도 야채수와 현미차의 효과는 실로 놀랍다. 야채수와 현미차를 하루에 600cc 이상 꾸준히 마셔보라. 약 23일 정도 지나면 암 주위에 생긴 젤리모양의 형태가 온 데 간 데 없이 사라지고 암이 있던 부위는 검게 굳어질 것이다. 그 상태로 계속해서 마시면 암은 점점 작아지고 자궁은 건강한 분홍색으로 바뀌게 된다.

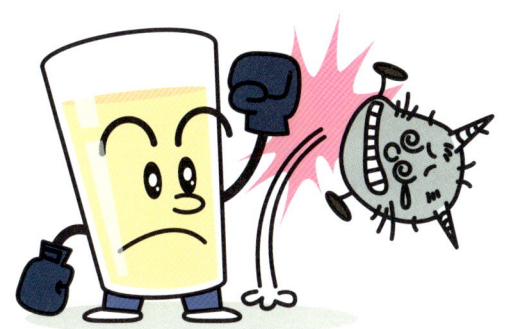

자궁근종의 경우도 마찬가지이지만 1000명의 1명 정도는 암이 고형화 되어 딱딱하게 굳어버릴 수도 있다. 그리고 이것이 자궁내막에 상처를 입히게 된다. 그 결과 출혈이 나타나게 되는데 이러한 증상이 나타났을 때는 곧바로 병원에 가서 부분절제를 해서 제거를 해야 한다.

야채수와 현미차를 마시는 한 암으로 인해 생명에 별 이상은 없을 것이다. 이런 경우에는 기능이 회복될 때까지 1~7개월 동안 꾸준히 복용한다. 반드시 건강한 자궁을 회복하게 될 것이다.

::암, 수술은 신중히 해야 한다

요즘에는 과거에 그다지 발견되지 않았던 위암의 일종인 경성암이 젊은 사람들 사이에서 급증하고 있다. 육식과 우유제품의 섭취량이 많아진 것과 결코 무관하지 않다.

이 암은 보통 위속에 생기는 암과는 다르게 위벽 전체가 암세포에 침범되는 병이다. 주요 자각증상으로는 처음에는 위가 쓰리다가 서서히 식욕이 감퇴된다. 두통이 생기고 위와 등에 통증이 나타나기도 한다. 그리고 마침내는 전신에 걸쳐 통증을 느끼게 된다. 이 암은 한 번 발생하면 진행이 빠르고 동시에 전신의 림프로 전이된다.

따라서 수술을 하려고 해도 위 주위가 림프종에 의해 여러 개의 구슬처럼 되면서 손을 쓸 수 없게 되어 의사도 그대로 덮어버리는 경우가 많다. 그래서 현대의학으로는 절대로 고칠 수 없는 암으로 알려져 있다.

설사 수술이 가능하다고 판정이 나더라도 그 치료법이라는 것이 위의 3분의 2 정도를 절제하게 된다. 이것이 외과의사들의 전형적인 처치방식이다. 그러나 이와 같은 방법으로 사람이 살아갈 수 있을까?

또 외과의사들은 수술할 때 왜 항상 수혈을 하지 않으면 안 되는지 정말로 의문이다. 위나 십이지장 수술을 할 경우 보통 10~12cm 정도를 자르는 것만으로도 충분히 수술이 가능할 것이다. 그리고 수혈을 하면서 해야 하는 수술은 하지 않는 게 좋다.

반드시 수술을 해야 하는 환자라도 적어도 1~3개월간 야채수를 하루에 600cc 정도를 꾸준히 마신 후 다시 한 번 검사해 보길 바란다.

그러면 수술을 하지 않아도 될 정도로 상태가 호전되는 등 수술을 하지 않고도 해결되는 경우가 생길 것이다. 부득이하게 암 수술을 한 경우라도 야채수를 마시면 환부가 빨리 아물고 회복도 빠르며 전이의 우려도 줄일 수 있다.

또 하나! 수술 전에는 백혈구나 혈소판, 혈액상태, 최저혈압, 신장과 간장 검사는 반드시 하고 X-레이나 조영 검사는 가급적 하지 않는 편이 좋다.

:: 코발트 60의 방사선 치료는 수명을 단축시킨다

흔히 말하는 암 치료의 3대 기법은 수술, 항암제, 그리고 방사선 치료를 든다. 이 중에서 방사선 치료는 의사들도 그 효과에 의구심을 갖고 있는 치료기법이다.

설상가상 방사선 치료는 우리 몸에 중대한 손상을 초래한다. 방사선은 우리 인체에 심각한 피해를 주므로 방사선 조사는 절대로 받지 말라고 말하는 사람도 많다. 검사를 위한 가벼운 조사도 위험하다. 하물며 암세포를 파괴할 목적으로 실시하는 방사선 치료는 더 말할 나위가 없을 것이다.

코발트 치료를 받은 후 생명을 잃은 환자의 사례는 수없이 많다. 다테이시 가즈 박사는 자신의 저서에서 방사선 치료의 폐해를 다음과 같은 일화를 통해 남겼다.

한 종양 환자의 경우 뇌종양 적출수술을 받고 10일 후에는 혼자서 목욕까지 할 수 있게 됐다. 11일째 되던 날 회진을 온 담당의사는 "오늘부터 방사선 치료를 하겠습니다."라고 말했다. 이에 환자는 "선생님, 조금만 기다려 주세요. 아내와 의논한 후 결정하겠습니다."라고 말했다.

그러자 의사가 말했다. "그러면 나중에 후회하실 겁니다. 병원의 지시에 따르지 않겠다면 당장 퇴원수속을 밟으셔야 합니다."

어쩔 수 없이 환자는 그날 오후부터 자신의 뜻과는 상관없이 매일 30회의 방사선 치료를 받기 시작했다. 그리고 29일째 되던 날 방사선 치료 중에 발작을 일으켜 곧바로 사망했다. 그때 그의 나이는 31살이었다.

코발트 조사를 실시하면 암세포뿐만 아니라 그 주위에 있는 건강한 뇌세포까지도 모두 파괴시켜 버린다. 이 환자가 죽었을 때 그 얼굴은 쳐다볼 수 없을 만큼 참혹한 검은 얼굴이었다고 한다. 다테이시 가즈 박사는 "수술 후 밝게 웃던 그 환자의 얼굴은 오랫동안 기억에서 지워지지 않았다."고 회고했다.

코발트 조사를 하면 암의 재발을 막을 수 있다는 잘못된 믿음이 많은 사람들의 목숨을 앗아가는 결과를 낳고 있다. 어떠한 경우에도 목 윗부분은 절대로 방사선 치료를 받으면 안 된다. 암보다도 그 치료법 자체가 더 치명적인 결과를 낳게 되는 경우가 많기 때문이다.

:: 항암제 사용도 위험하다

암 치료에 널리 사용되고 있는 항암제도 위험하기는 마찬가지다. 생명연장의 효과가 있다는 이유로 널리 사용하지만 항암제의 사용은 되도록 피해야 한다.

암으로 입원하면 대부분 3개월 정도밖에 살지 못하는 것으로 알려져 있는데 그 이유는 불행하게도 암을 치료하기 위해 쓰는 항암제 때문인 경우가 대부분이다. 암만으로는 그렇게 빨리 목숨을 잃지는 않는다. 항암제가 투여된 환자의 내장은 대부분 내장이 녹아내리고 암은 오히려 증식하기까지 한다.

따라서 항암제의 사용은 신중을 기해야 한다. 약을 남용하는 의료실태가 가장 심각한 형태로 나타나고 있는 것이 항암제다. 이런 일을 허가하고 있는 의료행정도 큰 문제다.

이런 풍토를 개선하지 않는 한 의료법은 사람을 살리는 치료법이 결코 아니다.

::백혈병과 근무력증에도 야채수는 특별한 효과가 있다

혈액암이라고 불리는 백혈병 치료에도 야채수의 진가는 십분 발휘된다. 야채수와 현미차를 600cc 이상 매일 복용해 날로 그 증상이 개선됐다고 말하는 사람도 많다.

만약 백혈병을 앓고 있다면 약을 서서히 줄이면서 하루도 거르지 말고 야채수를 복용해보자. 야채수를 꾸준히 마시게 되면 백혈구, 혈소판이 정상으로 회복되기 시작한다. 이때 약은 중단하는 것이 좋다. 야채수를 3개월간 꾸준히 복용하면 정상으로 회복될 것이며, 1년간 꾸준히 복용하면 건강을 완전히 회복할 수도 있을 것이다.

실제로 방사선 치료 부작용으로 인한 백혈병인 경우 야채수와 현미차를 하루에 600cc 이상 꾸준히 복용하면 혈소판 수가 하루에 약 1만 2000개, 백혈구는 700~1만 100개까지 상승한다. 한 달쯤 지나면 거의 정상수치로 되돌아오게 된다.

돌연변이에 의한 급성 백혈병인 경우도 예외는 아니다. 야채수를 2주 동안 꾸준히 복용하면 혈소판 수가 13~16만 개로 증가하고 백혈구 수는 3700~4000개로 증가할 것이다.

이와 함께 칼슘 성분이 들어 있지 않은 프로테인을 녹여서 아침, 저녁으로 10g씩 같이 복용하면 좋다. 이때 녹은 프로테인을 체내에서 효과적으로 소화시키는 레시틴이라는 효소를 아침에 1알, 저녁에 1알씩 함께 복용하면 즉각적인 효과를 볼 수 있다.

특히 백혈병에 걸린 사람은 소변요법과 같이 병행하면 보다 좋은 효과를 볼 수 있다. 하는 방법도 어렵지 않다. 자신의 소변을 일반 컵으로 3분의 1정도 넣고 거기에 야채수 3분의 2를 채워 섞어서 마시면 된다. 별 것 아닌 것 같지만 놀라운 효과가 나타날 것이다.

02

VEGETABLES

치매에서 뇌장애까지~
야채수로 잡는다

서구화된 식생활과 과중한 스트레스는 현대인들에게 만성적인 피로에 시달리게 한다. 웰빙을 외치면서도 고질적인 병증으로 한두 가지 약은 꼭꼭 챙겨 먹어야 하는 약물의 노예로 살아가는 사람이 부지기수다.

40대의 치매환자, 뇌졸중과 같은 뇌혈관질환, 고혈압·동맥경화 같은 순환기질환, 심근경색과 같은 심혈관질환 등은 모두 그 원인을 놓고 보면 한 가지다. 탁해진 피가 원흉이다. 따라서 이들 질환을 예방하고 치료하는 방법 또한 결코 먼 데 있지 않다. 피를 맑게 해주는 것이다.

야채수 건강법이 주목을 받는 이유도 여기에 있다. 탁한 피를 맑게 해주는 뛰어난 약효를 가지고 있기 때문이다. 그 근거를 알아보자.

:: 치매는 왜 생길까?

노년기를 위협하는 최대 복병 치매. 어느 누구도 치매로부터 자유로울 수 없다. 우리나라 노인 인구 10명 중 1명이 걸릴 정도로 흔한 질병이기 때문이다. 특히 80세 이상 노인층에서는 어림잡아 30~40% 정도의 발병률을 보이는 것으로 알려져 있어 경각심이 높다. 도대체 치매가 뭐기에?

치매의 사전적 의미는 "발달한 지적능력이 후천적인 뇌의 기질적 질환으로 두드러지게 저하된 상태"라고 정의하고 있다. 이를 좀 더 쉽게 풀이하자면 정상적인 지적 능력을 가지고 있던 사람이 여러 가지 후천적인 요인에 의해 이를 상실하게 되는 경우라고 할 수 있을 것이다. 즉 기억이나 학습, 언어 등의 인지기능과 고도의 정신기능이 감퇴되는 복합적인 증후군이 바로 '치매'라고 할 수 있다.

이러한 치매를 일으키는 원인은 수없이 많다. 교통사고로 머리를 다쳐 인지기능에 이상이 생겨도 치매이고, 빈혈이 심하거나 갑상샘 기능 저하가 있어서 머리가 잘 안 돌아가도 치매다.

따라서 다쳐서 생긴 경우는 외상성 치매, 가스나 약물을 잘못 먹어서 생기면 중독성 치매라고 하고 뇌염이나 감염에 의해 생기면 감염성 치매, 갑상샘 기능에 문제가 있어 생기면 대사성 치매라고 한다. 그 중에서도 가장 흔한 원인질환으로는 알츠하이머병과 혈관성 치매라고 할 수 있다. 치매의 80% 정도가 이들 질환에 의해 발생하기 때문이다.

레이건 전 미국 대통령도 앓았던 알츠하이머병은 뇌가 줄고 뇌에 단백질이 뭉쳐 뇌 속에 쌓이면서 신경세포가 회복할 수 없는 손상을 입어 생기는 것이다.

혈관성 치매는 뇌졸중과 같은 뇌혈관질환으로 인해 뇌가 손상을 받아 생기는 치매 증상이라고 할 수 있다.

:: 치매 예방과 치료에도 야채수를~

현재 치매에 대한 치료법은 보존적인 수준이라고 할 수 있다. 발견한 시점에서부터 진행하는 속도를 지연시키는 정도에 머물러 있기 때문이다. 일례로 알츠하이머병에 의해 유발된 경우는 타입마다 조금씩 다르긴 하지만 평균적으로 3년에 한 단계씩 진행되는 것으로 알려져 있다. 즉 초기에서 중기로 가는 데 3년, 중기에서 말기로 가는 데 3년, 그리고 말기에서 사망에 이르는 데 3년 하는

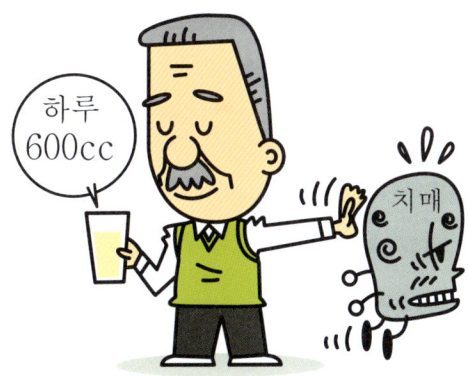

식으로 진행된다.

그런데 빨리 발견하면 이런 진행 속도를 1~2년 정도 지연시킬 수 있는 것이 현대의학의 힘이다. 강력한 항산화제나 뇌혈류 개선제 등의 약물을 진단 시점부터 꾸준히 쓰면 뇌세포가 죽어가는 속도를 지연시킬 수 있기 때문이다.

따라서 치매는 절대 방치해서는 안 된다. 치매를 적절히 치료하지 않고 방치하면 반드시 다양한 정신병적 증상들과 신경학적인 증상들을 보이게 되기 때문이다. 이런 증상들은 치매의 핵심 증상인 인지기능의 감퇴보다 오히려 더 큰 절망감을 가족들에게 안겨 주어 최소한의 보호 의지마저 꺾어놓는 계기가 되기도 한다.

거듭 강조하지만 치매는 결코 불치병이 아니다. 늙으면 다 그런 것이라는 편견은 반드시 버려야 한다. 치매 환자를 치료하는 데 정말로 도움이 되는 것은 치료하는 사람의 마음이다. 가족이 될 수도 있고, 의료진일 수도 있을 것이다.

현재로선 약물은 분명 한계가 있다. 약물에만 의지하지 말고 환자를 위해서 진심을 다한다는 사람의 마음이 때로는 훌륭한 치료제가 되기도 한다.

이와 더불어 또 하나 권장하고 싶은 것은 야채수 건강법이다. 야채수를 하루에 최저 600cc 정도를 꾸준히 마시는 것이다. 야채수 속에는 인간의 뇌 성장과 발육에 없어서는 안 되는 인이 대량으로 함유되어 있다. 따라서 치매 방지와 기능 회복에는 최고의 치료법이 될 수 있는 것이다.

덧붙여 오늘날 많은 사람들이 고통을 받고 있는 고지혈증이나 동맥경화, 심근경색, 뇌졸중, 뇌경색 등의 발병 원인도 치매와 크게 다르지 않다는 사실을 주목해야 한다.

따라서 이들 질병을 예방하고 치료하려면 무엇보다 중요한 것이 식이섬유가 풍부한 야채를 충분히 섭취하는 것이다. 그리고 이를 가장 잘 대체할 수 있는 것이 바로 야채수 건강법이다. 원료 하나하나의 성분을 살펴보면 야채수 건강법은 그야말로 현대인의 만병통치약이라고 해도 과언이 아니다.

::뇌장애와 치매를 예방하는 생활 실천법

모든 병이 다 그러하듯 치매 또한 미리 예방할 수 있다면 그보다 더 좋은 일은 없을 것이다. 일상생활 속에서 누구나 실천할 수 있는 건강 관리법을 늘 참고하자.

■ 손 운동과 얼굴 근육을 많이 활용하자

그동안의 연구 결과에 의하면 뇌반구의 운동영역 중에서 손을 관장하는 부분이 전체의 3분의 1이고 얼굴이 3분의 1, 그리고 나머지 몸통을 3분의 1이 관장하는 것으로 밝혀졌다.

그만큼 뇌를 자극하는 데 있어 손과 얼굴의 힘이 크다고 할 수 있다. 몸통 전체를 움직여서 뇌를 자극하는 것이나 손을 열심히 움직여서 뇌를 자극하는 것이나 같은 효과가 있다는 말이다. 뜨개질이나 손을 폈다 쥐었다 하는 동작 모두가 치매 예방에 도움이 된다. 옷 개는 것, 화초 가꾸기, 기구 조작하는 것, 그림 그리기, 컴퓨터 등을 하는 것이 훨씬 더 뇌를 자극하는 데 도움이 될 수 있다.

■ 하루 30분 심혈관운동을 하자

여기서 말하는 심혈관운동은 심장을 쓰는 운동을 의미한다. 평소 심장을 쓰는 운동인 심혈관운동을 꾸준히 하면 치매 예방에 도움이 된다. 노년층에서 손쉽게 할 수 있는 심혈관운동은 바로 걷기다. 하루에 최소한 30분 정도 걷는 것이 좋다. 아침에 해가 뜬 직후나 해가 지기 전에 약 30분 정도씩 하루에 두 번 걸으면 치매 걱정은 많이 줄어들 것이다.

■ 피를 맑게 하는 야채수를 꾸준히~

뇌장애의 종류는 다양하다. 외상성 혹은 뇌출혈 후유증, 뇌종양, 뇌연화, 동맥경화, 혈전, 당뇨병으로 인한 뇌출혈, 그밖의 간질 발작, 심각한 뇌장애로 인한 보행장애, 언어, 실금, 정서장애 등 참으로 다양한 유형으로 나타난다.

이 같은 뇌장애를 앓고 있을 때도 야채수와 현미차는 놀라운 효과를 발휘한다. 야채수 속에는 뇌를 형성하고 복원하는 데 빼놓을 수 없는 성분들이 들어 있기 때문이다. 일례로 간질 발작이 있는 사람은 야채수와 현미차를 하루에 600cc 이상, 3일 이상을 마시면서 약을 서서히 줄여나간다. 야채수를 마시기 시작해서 1개월 정도 지나면 증상이 크게 호전될 것이다.

다른 뇌장애로 인한 기능마비 환자인 경우도 야채수 600cc와 현미차 600cc 이상을 복용한다. 3일 후부터는 약을 서서히 줄이면 된다. 야채수로 뇌장애를 극복한 사례를 보면 참으로 드라마틱한 체험자도 있다.

뇌장애로 4년간 누워 있던 어떤 뇌장애 환자는 기저귀를 차야 했고, 말을 할 수도 들을 수도 없었으며, 양손도 굽은 상태였다. 그런데 야채수를 6개월 이상 복용하자 스스로 걸을 수 있게 되었고, 일 년 후에는 말도 할 수 있게 되었다는 보고도 있다.

한편 뇌종양에 걸린 사람이 야채수를 복용할 때는 각별히 조심해야 한다. 뇌종양 수술 후 관을 아직 빼내지 않았을 때 야채수와 현미차를 관을 통해 복용시키면 관속에 뇌세포가 들어올 수 있다.

따라서 가급적 신속하게 관을 떼내야 한다. 그렇지 않으면 일시적으로 두통이 생길 수가 있다. 관을 떼어버리고 6개월 정도 야채수를 복용하면 회복에 큰 도움이 될 것이다.

03
VEGETABLES

당뇨와 만성 신부전 이기는
야채수 건강법

　당뇨와 고혈압, 신장병, 간장병 등도 같은 맥락으로 근본적인 원인이 동일하다. 고콜레스테롤 혈증을 시작으로 하여 만성화된 당뇨에 이르는 절대적인 연관성을 갖고 있기 때문이다.
　고혈압이 장기화 되면 당뇨가 오기 쉽다. 약물과 만성화된 당뇨는 신장을 망가뜨린다. 어디에서 무엇 때문에 병이 생겼는지도 모른 채 의사가 지시한 대로 약을 장복하다보면 원인은 개선하지 못하고 만성적인 병증을 하나씩 얻어가는 격이 되고 만다. 한 가지만 철저하게 극복하면 복합적인 병증을 갖고 있다 할지라도 어느 순간 건강은 곁에 와 있을 것이다. 당뇨에 대해 보다 상세히 알아보자.

::당뇨병은 '혈당'이 높은 병

당뇨병에 대한 가장 간단한 정의는 "혈액 중의 포도당(혈당)이 높은 병"이라고 할 수 있을 것이다. 이 때문에 소변에도 당이 나오는 질병이라고 할 수 있다.

일반적으로 우리가 섭취한 음식물은 장에서 포도당으로 변하게 된다. 그런 다음 혈액으로 들어가 세포 내에 흡수되어 에너지로 바뀌게 된다. 그래서 혈액 속에는 항상 포도당이 섞여 있다. 건강한 사람의 경우 공복 시 포도당의 농도는 혈액 100ml에 100mg 내외의 포도당이 들어 있다. 포도당의 양은 혈액에서 0.1% 정도로 유지되고 있다고 할 수 있다. 그것은 췌장의 랑게르한스섬에서 분비되는 인슐린이라는 호르몬의 작용에 의한 것이다.

따라서 우리 몸이 정상적인 혈당을 유지하는 데는 랑게르한스섬의 베타세포가 분비하는 인슐린이라는 호르몬이 절대적인 역할을 담당한다. 일례로 혈중 당분의 양을 조절하는 인슐린은 혈당이 올라갈 경우 인슐린을 많이 분비하여 혈당을 정상으로 유지하는 작용을 한다. 또 넘쳐나는 혈당은 근육과 지방세포 속에 저장하게 된다. 즉 혈당은 인슐린을 만들도록 췌장을 자극하게 되고 인슐린은 혈당을 조절하여 항상 정상치를 유지하게 되는 원리다.

당뇨병의 진단 기준

	공복 시 혈당	식후 2시간
정상	80~110mg/dl	140mg/dl 미만
당뇨병	110~126mg/dl	200mg/dl 이상

그런데 만약 인슐린의 분비가 감소하거나 그 작용이 약해지면 혈중 포도당이 이용되지 않아서 혈당이 올라가게 된다.

이러한 상태가 지속되는 것이 당뇨병이다. 따라서 혈당치는 당뇨병을 진단하는 중요한 가늠자가 된다.

:: 당뇨병은 왜 생길까?

혈액 속에 포도당 농도가 정상 이상으로 높아 초래되는 당뇨병은 아직도 많은 부분 명쾌한 원인이 밝혀지지 않았다. 그러나 그동안의 연구 결과 당뇨병은 크게 세 가지 유형으로 나누고 있다. 제1형인 인슐린 의존형과 제1.5형인 인슐린 요구형, 그리고 제2형인 인슐린 비의존형으로 분류하고 있다.

이 가운데 인슐린 의존형은 인슐린을 분비하는 췌장의 베타세포가 심한 손상을 입어 인슐린의 생산과 분비가 감소되어 발생하는 당뇨병이다. 따라서 인슐린 투여가 반드시 필요한 경우다.

인슐린 요구형은 주로 15~35세에 발병하는데 성장기에 채식 위주의 식사를 하던 사람에게서 많이 발생하는 경향이 있다. 인슐린을 투여하지 않아도 생명의 위협은 받지 않으나 혈당이 높고 체중 감소가 심하여 기력이 떨어져서 정상적인 일상생활이 어려운 당뇨병을 말한다.

가장 문제가 되는 것은 인슐린 비의존형 당뇨병이다. 우리나라 사람들의 80~90% 정도가 이 유형에 속한다. 주로 40세 이후에 발생하는데 반수 이상의 환자가 과체중이거나 비만증을 앓고 있는 것으로 보고되어 있기도 하다.

이 유형의 발병 기전은 인슐린 저항성과 밀접한 관계가 있다. 여기서 말하는 인슐린 저항성은 혈당을 낮추는 인슐린의 기능이 떨어져서 세포가 포도당을 효과적으로 연소하지 못하는 상태를 말한다.

이러한 인슐린 저항성이 높을 경우 우리 몸은 너무 많은 인슐린을 만들어내게 되고 이로 인해 고혈압, 고지혈증은 물론이고 심장병이나 뇌졸중, 당뇨병 등을 초래하게 된다.

현재까지 밝혀진 바에 의하면 베타세포의 인슐린 분비능력은 유전에 의해 결정되고 인슐린 저항성에는 비만증, 노화, 과식과 과음, 운동부족, 스트레스 및 유전적인 요소 등이 관여하는 것으로 보고되고 있다.

따라서 당뇨병에 걸릴 유전적인 소질을 갖고 태어난 사람이 비만증을 포함한 당뇨병 유발 요소를 가지고 있을 때 적절한 조치를 취하지 않으면 췌장의 베타세포가 인슐린 저항성을 감당하지 못하여 당뇨병이 발생하게 된다.

특히 인슐린 저항성의 원인으로는 복부 비만이 그 주범으로 알려져 있으므로 복부 비만이 되지 않도록 각별히 조심해야 한다.

::당뇨병 다스리는 야채수

오늘날 공공의 적이 되고 있는 당뇨병의 예방 치료에도 야채수의 진가는 힘을 발휘한다. 야채수 600cc와 현미차 600cc 이상을 1년간 복용했더니 당뇨가 없어졌다는 사람이 87%나 된다는 보고도 있다.

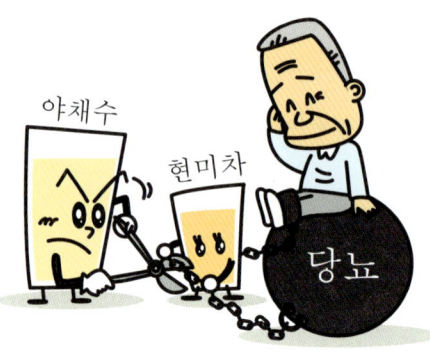

직장에 다니는 사람은 현미차를 회사에 가지고 가서 수시로 마시고 아침 저녁은 집에서 야채수를 마시면 된다. 이때 우유나 유제품, 치즈, 버터, 육류는 가급적 먹지 않는 것이 좋다.

이와 함께 평소 올바른 당뇨 관리를 실천해야 하는 것은 무엇보다 중요한 사항이다. 정상 혈당을 유지하기 위해 식사요법, 운동요법 등을 일상생활 속에서 꾸준히 실천해야 한다.

:: 당뇨 환자를 위한 식사 원칙

당뇨 환자의 음식이라고 해서 특별식이어서는 안 된다. 당뇨 환자인 경우 정상인인 가족과는 별도로 요리를 해서 먹어야 되는 걸로 생각하는 사람도 더러 있다.

이것은 옳지 못한 생각이다. 당뇨환자라고 해서 별도로 음식을 만들어 먹을 필요는 없다. 오히려 가족들과 함께 같은 음식을 먹도록 해야 한다. 그것은 당뇨 환자가 일생동안 먹어야 하는 음식이고, 또 그 음식으로 병세를 다스려야 하기 때문이다.

따라서 식사 때마다 별도의 음식을 만들어 먹는다는 것은 환자 자신뿐만 아니라 가족에게도 힘든 일이며 또 가능한 일도 아니다.

그러나 이때 반드시 유념해야 할 원칙은 있다. 이 원칙은 다른 가족들의 건강에도 유익함을 주는 사항들이므로 온가족이 함께 실천하면 좋을 것이다.

- 하루의 총 섭취량을 엄격하게 지켜야 한다.
- 식이섬유나 비타민, 무기질 등을 충분하게 섭취한다.
- 설탕과 당류제품, 그리고 술 등의 섭취를 엄격하게 제한한다.
- 음식은 싱겁고 기름기가 적은 것이 좋다. 음식을 조리할 때 식용유의 사용량을 각별히 주의한다.
- 신선한 재료를 골라 음식재료로 쓴다.
- 음식을 골라 먹거나 편식하지 않도록 주의한다.
- 하루에 1600~2000kcal 섭취를 기준으로 한다.
- 당뇨 환자는 간식을 적절히 조절해야 한다. 세끼 식사가 일정하지 않을 때, 점심 식사와 저녁 식사 간격이 너무 길 때, 식욕부진이나 식사량이 적은 경우는 간식을 오히려 챙겨먹는 것이 좋다.
- 술은 반드시 금해야 한다.

::당뇨 환자에게 도움이 되는 운동요법

■ 체조는 당뇨병에 이상적인 운동이다.

당뇨 환자의 경우 운동 시작은 근육과 뼈를 펴주는 것에 중점을 두어야 한다. 따라서 체조가 가장 이상적인 운동일 것이다. 예를 들어 천천히 힘을 주면서 팔을 흔들거나 허리를 돌려주면 근육과 뼈를 펴주게 된다. 체조를 하는 시간은 식사 후 10~20분 정도가 지난 뒤에 행하는 것이 가장 바람직하다.

■ 빠르게 걷는 것도 근육과 뼈를 튼튼히 한다

걷는 것이야말로 당뇨병에 가장 좋은 운동이다. 그러나 느리게 걷는 것은 운동량을 높일 수 없다. 겨우 전신의 뼈와 근육을 가볍게 풀어줄 수 있을 뿐이다.

그러므로 당뇨병 환자에게는 운동량이 비교적 크며 신체에 약간의 부담을 주는 빠른 걷기를 행하는 것이 좋다. 과도한 부담을 주지 않도록 하기 위해서 처음에는 1분에 80m 정도 걷는 것을 표준으로 삼아야 한다. 그 정도의 속도라면 그리 큰 부담 없이 행할 수가 있기 때문이다.

특히 걷기운동을 할 때는 올바른 보행법을 실천하는 것이 중요하다. 일반적으로 올바른 보행법은 고개를 똑바로 든 채 가슴을 세우고 걸음을 크게 옮기는 것이다. 이때 양팔은 앞뒤로 크게 흔들어주되 몸을 좌우로 흔들면 안 된다. 직선으로 전진하는 것이 당뇨병 환자에게 좋은 보행법이다.

보행 운동법을 행할 때는 식사 후 1시간 정도가 지난 뒤 1분에 80m의 속도로 20분간 걷는다. 하루에 2회 정도를 행하면 좋다. 한 번 행할 때 소모되는 열량은 80칼로리 정도가 되게 한다.

::당뇨의 합병증인 신장병도 야채수로 잡는다

당뇨병의 대표적인 합병증으로는 당뇨병성 망막, 당뇨병성 신부전, 당뇨족, 동맥경화증 등이 있다. 눈의 실명이나 만성 신장부전, 사지절단의 가장 흔한 원인이 당뇨병이라고 하면 아마 놀라는 사람도 더러 있을 것이다. 어디 그뿐이랴! 고혈압, 뇌졸중, 심장병, 신장병을 악화시키는 주범이기도 하다.

특히 당뇨병으로 투석을 받는 환자는 의외로 많다. 합병증으로 인해 콩팥이 망가지기 때문이다. 그러다보니 최근들어 당뇨 인구가 급증하면서 투석을 받아야 하는 말기 신부전 환자도 급속히 늘고 있다.

이럴 경우 권하고 싶은 것이 야채수 건강법이다. 하루에 야채수를 600cc 정도 마시면 의외로 좋은 효과를 나타내는 경우가 많기 때문이다. 따라서 당뇨병을 앓고 있는 경우라면 당뇨 합병증이 나타나기 전에 꼭 야채수 건강법을 실천해 볼 것을 권하고 싶다.

합병증이 나타나고, 신장 악화의 조짐이 있을 때는 음용량을 줄여야 한다. 또 부종이 있을 때는 일단 소량으로 시작하고 그렇지 않으면 하루에 충분히 마셔도 된다.

야채수 건강법이 만성 신부전 환자에게 효과가 있다는 사실은 환자 1000명의 동의를 구해 임상시험을 실시하여 7년 만인 1987년 7월에 완성해낸 결론이다. 이 실험 결과 96%의 환자에서 다량의 단백질이 소변과 함께 새어나오는 질병인 네프로제증후군이 개선되었다.

늘 강조하는 말이지만 건강할 때 꼭 지켜야 하는 것이 신장이며, 피를 맑게 하면 신장도 서서히 제 기능을 되찾을 수 있다는 사실을 늘 기억하자.

04
VEGETABLES

관절염과 류머티스
야채수로 극복한다

나이 들면 찾아드는 만성질환 가운데 무릎관절염만큼 고질적인 병도 드물다. 관절 연골이 닳아 없어지면서 생기는 병이다.

사람의 몸에는 68개의 관절이 있다. 그 관절들은 모두 우리가 일상생활을 하는 데 불편함이 없도록 많은 일을 하고 있다. 특히 무릎관절은 구부렸다, 폈다 하는 운동뿐만 아니라 체중을 떠받치고 있다. 그 외에도 외부에서 오는 힘을 사방에서 받고 회전하면서 하루에 10만 번 이상을 움직이는 아주 불쌍한 관절이다.

그렇다면 어떤 사람들이 무릎관절염에 잘 걸릴까? 이에 대한 해답은 그리 명쾌하지 않다. 의학적으로 밝혀진 게 별로 없기 때문이다. 다만 이 병에 걸리기 쉬운 조건으로 다음의 세 가지가 설득력을 얻고 있다.

첫째, 나이가 많아지면서 퇴행성 무릎관절염에 걸리는 사람이 많아진다는 것이다. 이는 이 병이 노화현상의 일종이라는 사실을 단적으로 증명해 준다 할 것이다.

둘째, 뚱뚱한 사람이나 몸무게가 많이 나가는 사람에게 잘 생긴다는 것이다.

셋째, 지나치게 심한 운동이나 노동으로 관절을 무리하게 쓰는 것도 이 병의 발병률을 높이는 주범이다. 관절 연골이 마모되기 때문이다.

야채수의 진가는 바로 여기에 있다. 야채수에 풍부하게 함유되어 있는 인과 칼슘, 비타민 D가 뼈를 튼튼하게 하기 때문이다. 특히 야채수를 마시면 체세포를 포함하여 인체의 뼈를 만들고 있는 경단백질인 콜라겐의 움직임이 활발해진다. 나이를 먹으면 먹을수록 콜라겐의 움직임은 저하되고, 그 결과 뼈도 약해진다. 그런데 야채수를 마시면 콜라겐의 활동을 활성화시키고 촉진시키는 작용을 하게 된다.

그 뿐만이 아니다. 야채수에 있는 7~8가지 물질이 체내에 들어가서 활동하기 시작하면 실로 놀라울 정도로 세포의 활동이 왕성해지는 것을 볼 수 있다. 이렇게 해서 전신의 기능을 회복시킴과 동시에 뼈를 만드는 데 놀라운 활약을 하는 것이 바로 야채수 건강법이다.

무릎관절염 때문에 고통스럽다면 야채수 건강법을 실천하면서 운동을 병행하자. 증상이 심하거나 심하지 않거나 반드시 운동은 해야 한다.

그 이유는 간단하다. 관절만 튼튼하다고 해서 관절이 보호되는 것은 결코 아니기 때문이다. 주변의 근육이나 힘줄, 인대 등도 함께 튼튼해야 관절 또한 튼튼해진다. 따라서 관절염 환자에게 있어 운동은 너무나도 중요한 실천사항이라고 할 수 있다. 운동을 함으로써 연골세포를 자극해 퇴행성 변화를 억제할 수 있고 주변의 근육이나 인대를 강화할 수 있어 자연적인 관절운동이 된다. 그렇다면 어떤 운동을 하는 것이 좋을까?

수영이나 가볍게 걷는 실내 자전거타기 등이 비교적 좋은 운동이라 할 수 있다.

:: 류머티스와 같은 자가면역질환은 야채수로 잡을 수 있다

류머티스는 우리 몸속의 면역성에 이상이 생겨서 오는 병이다. 우리 몸에는 백혈구 부대라는 것이 있어서 외부에서 들어오는 균이나 이물질 등으로부터 우리 몸을 보호하는 방어역할을 하게 된다.

그런데 어떤 이유로 백혈구가 이같은 역할을 잘 못하게 되는 경우가 있다. 아군과 적군을 구별하지 못하고 아군까지도 적으로 간주, 무차별 공격하기 때문에 관절이 붓고, 아프고, 드디어 변형까지 생기게 한다.

류머티스는 그 결과 생기는 질환이다. 그래서 자가면역질환이라고 부른다. 류머티스의 원인은 아직 확실하지 않지만 세균이나 바이러스의 감염 또는 유전적 소인 혹은 자가 면역성의 이상으로 생긴다고 알려져 있다. 루푸스, 베체트병, 크론병, 천식, 아토피, 강직성 척수염 등 수없이 많은 병들이 그 원인을 알 수 없어 자가면역의 공격으로 생긴 병으로 명명되고 있다.

이러한 자가면역질환에 순수 야채야말로 그 해답이 될 수 있음을 날로 확신하고 있다. 순수 야채는 혈중 노폐물을 배설해주고, 내 몸의 정상 면역이 제 모습으로 되돌아올 수 있는 환경을 만들어주는 일등공신이기 때문이다.

그래서 순수 야채로 만든 야채수 건강법은 류머티스의 진행을 억제할 수 있는 새로운 대안이 될 수 있다. 자가면역력을 정상화시키는 효능이 있기 때문이다.

처음에는 그 양을 적게 하여, 서서히 그 양을 늘려가면서 먹으면 되고, 명현반응이 심하게 나타나더라도 참고 마시다 보면 증상이 점점 줄어들면서 날로 호전될 것이다.

05
VEGETABLES

아토피 잡고 피부는 깨끗하게~
야채수 건강법

환경의 역습인가? 또 하나의 재앙인가? 원인을 알 수 없는 수많은 자가면역질환으로 고통을 받고 있는 사람들이 날이 갈수록 늘어가고 있다. 그 중심에 아토피가 있다. 아토피는 대표적인 환경병이며, 대표적인 자가면역질환이다. 과거에는 별 문제가 되지 않았지만 오늘날 아토피는 인류 공공의 적으로 급부상했다. 현대인의 난치병으로 불리며 전세계 인류를 위협하고 나섰다.

이러한 아토피에도 야채수와 현미차 건강법이 주목을 받고 있다. 야채수와 현미차를 집중적으로 음용하면 노폐물 순환을 활성화하여 증상 개선에 도움이 되는 것으로 속속 드러나고 있기 때문이다.

오늘날 아토피 치료라고 하면 스테로이드나 호르몬제 투여가 주

치료법이다. 그런데 문제는 이들 치료법이 심각한 부작용을 동반한다는 점이다. 낫는다는 보장도 없다. 치료를 할 당시뿐이고 끊임없이 재발하면서 치료를 힘들게 한다. 그래서 아토피는 오늘날 잘 낫지 않는 난치병으로 악명이 높다.

여기서 우리가 반드시 알아야 할 사항은 아토피는 단순한 피부 트러블이 아니라는 사실이다. 우리 몸 안의 면역계에 문제가 생겨서 발생하는 질병이다. 다시 말해 체세포 자체가 정상적인 체세포와는 완전히 달라서 독자적인 재생능력이 부족하다.

이럴 경우 피부는 피하조직이 울퉁불퉁해지기 때문에 혈액순환도 나빠진다. 신진대사 또한 원활하게 이루어지지 않아 그곳에 작은 종양이 생기기 시작한다.

이 종양은 1/100mm부터 큰 것은 1cm 정도에 이른다. 그 이상은 피부암의 일종이라고 보아야 한다. 이 경우 환자들의 내장 도처에는 종양 모양의 증상을 보인다.

이럴 경우 대부분의 의사들은 가장 먼저 체질을 개선해야 한다고 말한다. 그러나 체질 개선을 위한 주사와 약물을 1년간 계속해도 결코 완치되지 않는다. 치료를 받을 때는 좀 나았다가 다시금 재발하고… 수없이 반복되면서 환자도 의사도 지쳐간다.

이러한 아토피에도 야채수 건강법은 효험이 있다. 처음 일주일은 하루에 야채수 10cc를 섭취하도록 한다. 한 번에 너무 많은 양을 먹으면 온몸이 불에 덴 것처럼 피부가 벌겋게 되면서 아프고 가려움증이 심해질 수 있다.

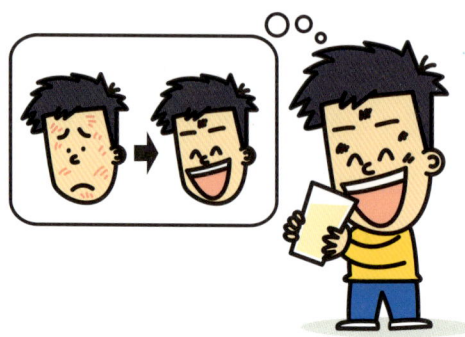

　이 방법을 활용하면 3일 후부터는 피부가 갈라져서 피가 스며나오거나 높은 열이 나게 된다. 만일 일주일이 지나도 피부에 변화가 생기지 않는다면 야채수의 양을 20cc로 늘리도록 한다.
　이와 반대로 피부의 증상이 악화되었을 때는 야채수의 양을 줄이거나 2~3일간 복용을 중단해야 한다.
　짧게는 1개월에서 길게는 1년 정도 야채수를 복용하면 아토피에 효과를 볼 수 있다. 한 가지 주의할 점은 야채수를 복용하는 동안에는 스테로이드 계통의 약을 쓰지 않는 것이 좋다.

::아토피 피부염 환자의 식이요법

　일반적으로 아토피성 피부염을 앓고 있는 사람은 비타민 B_2가 결핍되어 있는 경우가 허다하며 구내염을 앓고 있다. 이때에는 일주일만 비타민 B_2 정을 한 알씩 복용하는 것이 좋다. 그러면서 야채수는 하루에 10cc부터 시작하여 서서히 양을 늘려 나가야 한다. 만약 야채수를 먹고 피부가 트고 심하게 가려울 때는 야채수 복용을 2~3일간 중단했다가 다시 시작하도록 한다.

특히 아토피는 평소의 식생활 습관과도 밀접한 연관이 있는데 우유와 유제품, 육류, 육류가 들어 있는 수프 등은 절대로 섭취하지 않도록 한다. 대신 어패류나 야채를 많이 먹도록 한다.

이와 같은 방법을 꾸준히 실천하면 체세포의 재생능력이 왕성해져 젊고 정상적인 체세포가 생겨나면서 피부나 모발, 손톱, 뼈까지 튼튼해지고 싱싱한 피부로 가꿀 수 있을 것이다. 야채수 건강법은 피부를 깨끗하게 하는 데도 특별한 효능을 나타내기 때문이다. 야채수를 한 달 반 정도 음용해보고 동창회에 나가보라. 반들반들 윤기나는 피부에 모두들 놀랄 것이다.

지금은 먹는 화장품도 나오는 시대지만 비싼 돈 들여 화장품을 사서 먹을 필요까지 없다. 야채수를 마시면서 건강도 지키고 피부도 아름답게 유지하자. 체질 개선도 되고 면역력도 좋아지고, 피부까지 깨끗해지면 일석삼조 아니겠는가?

야채수를 상처 난 곳에 바르기도 하고, 얼굴에 마사지를 해도 좋다. 무좀으로 고생하고 있는가? 야채수에 발을 담그면 무좀이 조금씩 좋아진다. 여드름, 건선, 백반증도 야채수를 충분히 먹으면 놀라운 개선 효과가 나타난다.

감히 말하지만 야채수 건강법은 우리집 가정의 상비약처럼 활용되어야 하는 최고의 건강법이라 자부한다.

06
VEGETABLES

천식·비염은
체질을 개선하면 낫는다

잘 낫지 않는 고질병으로 악명이 높은 것이 천식이다. 또 요즘 들어 급증하고 있는 질병이 알레르기 비염이다. 이들 고질병 2인방의 치료에도 야채수 건강법은 놀라운 약효를 나타낸다. 그 근거를 알아보자.

:: 천식 잡는 야채수 건강법

호흡 곤란, 쌕쌕거리는 숨소리, 기침을 주 증상으로 하는 천식은 심하면 사망에 이르기도 하는 등 알고 보면 무서운 질환이다.

주로 집안에 있는 진드기나 꽃가루, 먼지, 연기 등이 호흡을 할 때 체내로 유입되어 알레르기 증상을 일으키면서 발생한다.

그 증상이 감기와 유사하여 구별하기 쉽지 않아 종종 병을 키우기도 한다. 천식은 감기와 다르게 한 번 시작하면 연속적으로 기침이 나오고 마른기침과 함께 쌕쌕거리는 천명이 일어나면서 끈끈한 가래가 생긴다. 밤이나 새벽에 증상이 더욱 더 악화되는 경향이 있다.

천식이 무서운 것은 심하면 호흡 곤란을 동반하기 때문이다. 우리는 호흡을 하지 않으면 살 수 없다. 3분만 호흡을 못해도 사망에 이른다. 우리 몸 구석구석으로 산소가 공급되지 않기 때문이다. 온몸을 타고 흐르는 혈액을 통해 산소가 공급되지 않으면 세포는 활동할 수가 없다. 그래서 호흡은 생명의 열쇠와도 같다.

그런데 이러한 호흡을 할 때마다 발작이 일어난다면 얼마나 괴롭겠는가?

이렇듯 고통스러운 질병 천식도 야채수 건강법을 활용하면 좋은 효과를 볼 수 있다. 단, 이때는 야채수를 먹기 전에 기침 멈추는 약을 만들어서 함께 활용해야 된다.

기침약을 하루에 4~5회씩 이틀간 음용하고 나서 3일째부터는 야채수 600cc와 기침 멈추는 약을 4~5회 병용한다. 단 야채수와 다른 약을 같이 먹을 경우에는 15~30분 이상의 시간차를 두어야 한다.

기침 멈추는 약 만들기

기본재료 | 벌꿀, 무(껍질째)

만드는 법

1. 병 속에 들어 있는 벌꿀의 높이에 맞춰 나란히 세운 무에 표시를 하고 벌꿀 높이 분량의 무를 잘게 썰어서 벌꿀이 든 병속에 넣는다.
2. 2시간 정도 지나면 벌꿀이 녹아서 물과 같은 상태가 된다.
3. 이 즙을 컵에 1큰술 정도 넣고 미지근한 물을 부어 잘 저은 다음 하루에 4~5회 복용한다. 그러면 다음날부터 더 이상 기침이 나지 않을 것이다.

장기간 천식 약을 복용하고 있으면 증상이 좋아지는 과정에서 가슴이 아프고 식사가 목구멍을 통과할 수 없게 되는 사람도 있다. 이 경우 시커먼 피를 작은 스푼으로 2스푼 정도 토해내는 사람도 있다. 이것은 폐에 고여 있었던 불필요한 혈액이 배출되는 것이므로 당황하지 않아도 된다.

:: 비염 잡는 야채수 건강법

비염을 고치려고 갖은 노력을 다해봐도 잘 낫지 않아 고통을 당하는 사람들을 보면 안타깝고 눈물겹다. 이침, 봉침, 장침, 한약, 주사, 약 등 수없이 많은 치료를 받아보지만 완치를 했다는 사람은 별로 보지 못했다.

비염은 쉽게 말하면 코 안의 점막에 생겨나는 염증을 말한다. 그 원인이 무엇인가에 대해서는 의견이 분분하다. 결론부터 말하면 비염을 일으키는 요인은 여러 가지 환경적인 인자들이 중심에 있지만 그 발생 원인은 내 몸 내부의 문제라는 것이다. 물론 일부의 비염은 외부의 환경인 세균, 바이러스, 진균 등에 의해 발생하기도 한다. 그러나 대부분의 만성 비염은 내 몸의 면역력의 불균형에서 초래된다고 보는 시각이 지배적이다.

이러한 비염을 개선하는 데 있어서도 야채수 건강법은 특별한 효과를 나타낸다. 야채수를 따뜻하게 하여 하루에 600cc씩 마셔 보라. 비염이 개선되고, 시원한 코가 된다. 이때 현미차와 함께 마시면 더욱 좋다. 몸을 따뜻하게 하면서 내 몸의 면역시스템도 바로 잡아 주는 효과가 있기 때문이다. 한 달 정도 꾹 참고 야채수 건강법을 꾸준히 실천하면 1년이 조용할 것이다.

07
VEGETABLES

탈모가 걱정될 때도
야채수 건강법

머리숱이 빠지거나 적어서 고민인 사람이 많다. 무엇보다 머리카락은 외모를 결정짓는 바로미터가 되기 때문에 머리카락 한 올에 기울이는 정성은 각별하다. 만약 머리숱이 적어서 고민이거나 머리숱이 빠져서 고통스럽다면 야채수 건강법에서 그 해답을 찾아보자. 다테이시 가즈 박사는 탈모인 1000명의 식생활을 조사한 결과 다음과 같은 경향이 있었다고 밝히고 있다.

- 어릴 때부터 우유, 유제품, 육식을 즐겨 먹었던 사람의 모발은 10대부터 벗겨졌다.
- 중학생 때부터 우유, 유제품, 육식을 많이 섭취한 사람의 모발은 20대를 지나면서 벗겨지기 시작했다.

- 채소나 어패류를 먹지 않는다는 사람은 30세를 지나고부터는 머리카락이 빠지기 시작하여 40대가 되면 대머리가 되었다.
- 샴푸를 머리 중앙부분에 직접 바르는 사람이나 자주 머리를 감는 사람에게 대머리가 많았다.

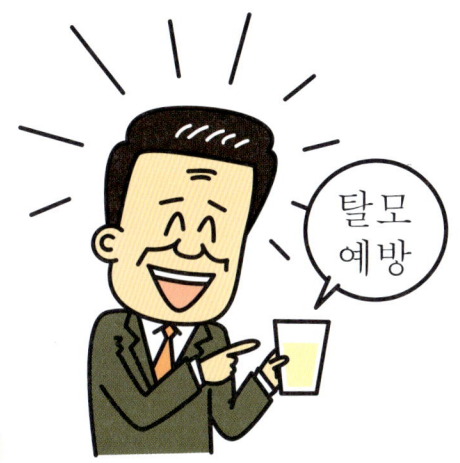

여기서 드는 궁금증은 '왜 육식을 하면 머리가 빠지게 되는 걸까?' 하는 점이다. 이는 인간의 생체를 알고 있으면 쉽게 알 수 있는 일이다. 그것은 혈액순환에 그 원인이 있다고 할 수 있다. 우리가 동물성 지방을 과다하게 섭취하면 콜레스테롤이 증가하면서 혈관이 좁아지게 된다. 이렇게 되면 혈액순환이 원활하지 않게 된다. 모세혈관은 두피의 끝부분까지 혈액 속의 영양분을 공급해 주는데 이것이 불가능해지는 것이다.

혈액 속에는 여러 가지 영양성분이 들어 있다. 아미노산, 특히 유황을 포함하고 있어 피부를 활성화시켜 주는 중요한 유황아미노산이 함유되어 있다. 또 혈관 수축을 좋게 해주는 지방산, 식물에 함유되어 있는 리놀산, 리놀렌산, 비타민, 핵산 등도 있다.

이러한 영양소를 매일 운반해주는 혈액의 통로에 콜레스테롤이라는 성분이 장벽을 치고 있고 칼슘이라는 덩어리가 군데군데 놓여져 있으면 온몸으로 혈액이 쌩쌩 흐를 수가 없다. 그렇게 되면 두부의 표피에도 필요한 영양소를 공급할 수가 없게 된다. 그 결과 모근은 영양실조를 일으켜 발육이 제대로 될 수 없다. 그 여파는 실로 심각하다. 두피 모공은 딱딱하게 막히게 되고 표면은 외부의 적이 침입하지 못하도록 굳어져서 결국 대머리로 만들어버리기 때문이다.

  이 같은 악순환의 고리를 끊으려면 어떻게 해야 할까? 야채수 건강법은 이때 효력을 발휘한다. 야채수는 혈액을 정화하는 작용이 있기 때문이다. 그 뿐만이 아니다. 굳어진 두피를 부드럽게 하여 모공이 다시 열리게 하고 모근의 발육을 원활히 해준다.

  이렇게 해서 안팎으로 두부에 영양공급을 해주면 두피도 모근도 다시 활력을 찾으면서 되살아나게 된다. 이때 특히 도움이 되는 영양소는 쌀겨가 가지고 있는 비타민이다. 쌀겨에 함유되어 있는 비타민의 종류는 1200종류 이상이나 된다.

  따라서 모발이 적어져서 고민이거나 모발이 없어서 고민일 때 도움이 되는 요법을 소개하면 다음과 같다.

- 피부를 활성화시키는 아미노산은 유황을 함유한 유황아미노산이 가장 효과적이다.
- 혈관의 수축을 좋게 하고 혈액순환을 촉진하는 지방산은 식물에 들어 있는 리놀산과 리놀렌산이다. 참고로 리놀산은 호두, 홍화유, 해바라기유, 면실유, 대두유 등에 많이 들어 있고 리놀렌산은 모유, 차조기유, 다시마, 미역

등에 많이 들어 있다.

- 야채수를 하루에 500cc 이상 5~12개월 동안 꾸준히 복용하면 보다 효과적이다.

우리 몸의 땀샘에는 아포크린 땀샘과 에크린 땀샘의 두 가지가 있다. 그리고 모근에는 지방선이라는 것이 붙어 있다. 이 세 가지는 끊임없이 연락을 주고받고 있다. 즉 모발에서 두피로 나오는 땀과 지방의 분비까지를 균형 있게 유지하고 있다. 야채수를 꾸준히 음용하면 이 세 가지의 밸런스를 회복시키는 데 큰 도움을 준다.

08
VEGETABLES

내 몸에 좋은 야채수 건강법
음용기간에서 명현반응까지~

　다테이시 가즈 박사는 질병을 고치는 야채수를 복용할 때 몇 가지 알아둘 점을 당부했다. 그 중의 하나가 음용기간이다. 결론적으로 말하면 야채수 음용기간은 병증에 따라 차이가 있다는 것이다. 일례로 당뇨나 고혈압과 같은 생활습관병은 6개월에서 1년을 음용하면서 서서히 약을 끊도록 한다.

　암과 같은 중증은 1~2년에서부터 평생을 두고 음용하는 것이 좋다. 병증의 원인을 생각해 볼 때 건강한 식생활과 야채수는 만성적인 스트레스와 과로 등으로 쌓인 혈중의 노폐물을 배출하는 데 놀라운 작용을 한다.

　무릇 모든 인간은 자연의 순리대로 늙고 병들어간다. 어느 누구도 막을 수 없는 일이다. 하지만 최대한 그 시간을 늦추고 또 살아 있는 동안에는 건강을 유지하며 살 수 있는 방법은 분명히 있다. 그 비결 중 하나로 야채수와 현미차 만한 것이 없다고 감히 자부한다.

그동안의 경험에 의해 드러난 야채수의 신비와 실천할 때 반드시 알아두어야 할 사항을 점검해보자.

::야채수 건강법의 음용기간

- 야채수를 복용하면 암세포의 경우 그 움직임이 빠르면 3일 만에 멈추기도 한다. 기능 회복까지는 3개월 정도 꾸준히 복용하면 효과가 나타나기 시작한다.
- 췌장암의 경우 황달이 있어도 야채수를 복용하기 시작하면 다음날부터 일을 해도 괜찮다.
- 위, 십이지장궤양, 폴립은 3~10일 사이에 좋아진다. 기능을 회복하기까지는 1개월 정도 걸린다.
- 간장은 간경변이 되어도 3~10개월 정도, 암도 이 정도의 기간이면 좋아진다.
- 고혈압이나 가벼운 관절염도 1개월이면 효과를 볼 수 있다.
- 백내장은 4개월 정도 지나면 정상으로 회복되기도 한다. 안과의 대부분의 질병은 1개월에서 1년이면 좋아진다.
- 그밖의 불면증, 어깨결림, 피로 등은 10~20일 정도면 확실한 효과를 확인할 수 있을 것이다.
- 노인성 검버섯은 3~10개월이 지나면 깨끗한 피부로 된다.

- 아토피성 피부염은 증상에 따라 4개월~1년 이상 소요된다.
- 신경통, 류머티스 관절염은 6개월에서 1년이면 좋아진다.
- 간질 발작은 3일 정도에서도 효과가 있고, 완전 회복에는 증상에 따라서 1~6개월이면 대폭적으로 좋아진다. 발작은 4일째부터 없어지는 사례도 있다.
- 뇌혈전은 2개월 정도 먹으면 효과가 있고, 보행장애나 언어장애는 2개월에서 1년 정도 먹으면 효과를 볼 수 있다. 뇌연화, 뇌종양은 약 1개월, 회복까지는 2~3개월 정도 걸린다.
- 심장질환이나 부정맥은 20일 정도 만에 효과를 보기도 한다. 동맥혈관질환이나 정맥혈관질환은 약 1개월 정도 복용하면 효과가 나타나고 심장병과 고혈압, 스테로이드 계통의 약물을 복용하고 있는 사람은 1~2개월을 목표로 약물 복용을 서서히 중단하도록 한다. 갑자기 중단하면 쇼크가 올 수도 있다.

이상은 일반적인 환자들이 치유되는 기간이다. 환자의 상태에 따라 개인차가 있을 수 있고, 건강한 세포가 재생되려면 최소한 6개월 정도의 시간이 필요하다는 점을 꼭 기억하자.

:: 야채수를 먹을 때 일시적으로 나타나는 우리 몸의 명현반응

야채수를 먹기 시작하면 일시적으로 다음과 같은 신체적 증상이 동반될 수 있다. 이는 명현반응으로 호전되는 과정에서 나타난다 하여 '호전반응'이라고도 한다. 이때 많이 나타나는 증상을 소개하면 다음과 같다.

- 야채수를 복용할 때 종종 발에 부종이 생기는 경우가 있는데 이럴 때는 병원에 가서 소변의 염분 농도를 측정해 보아야 한다. 간혹 소변 속에 염분이 배출되지 않는 사람이 있다. 이런 사람은 병원에서 처방 받은 약을 부종이 가라앉을 때까지 복용한다. 이때는 야채수를 복용하지 않도록 한다.
- 야채수를 마신 후 어깨나 허리, 무릎, 팔꿈치, 가슴 등에 부분적으로 통증이 생길 수도 있다. 이때는 한 달 정도 야채수 복용을 중단한다.
- 얼굴, 손발, 온몸에 습진이 나타나며 가려움증이 나타나는 사람도 있다. 이럴 경우 식용유나 맨소래담 로션을 바르면 된다.
- 오랜 기간 동안 약물을 복용한 사람은 특히 일시적인 반응이 강하게 나타날 수 있다. 또 아토피성 피부염이 있는 사람은 야채수의 양을 조금씩 서서히 늘려나가야 한다.
- 두부 외상이나 뇌혈관장애 등이 있는 사람은 2~3일 동안 심한 두통이 생길 수도 있다. 하지만 걱정하지 않아도 된다.
- 안과적인 증상은 모든 사람에게 나타난다. 눈이 침침해지거나 눈 주위가 가렵기도 한다. 이 같은 현상은 2~3일 정도면 사라지고, 그 후로는 시력이 좋아진다. 콘택트렌즈를 착용하거나 안경을 쓰고 있는 사람은 도수가 낮은 것으로 바꾸거나 가능하면 안경을 쓰지 않도록 한다. 분명히 시력이 좋아질 것이다.
- 과거에 결핵 또는 폐질환을 앓은 사람, 폐암 증상을 가지고 있는 사람은 벌꿀과 무로 만든 기침약을 최소 이틀 정도 기침이 날 때마다 복용한 후

야채수를 서서히 섭취해야 한다. 야채수를 섭취하면 기침이 나겠지만 걱정하지 않아도 된다.
- 산부인과 질병을 가지고 있는 사람은 야채수를 먹기 시작하면 얼마 동안 허리가 무겁고 나른한 느낌이 들 수도 있다. 또한 일시적으로 생리가 증가하는 경우도 있지만 이런 증상은 점차 개선된다.
- 혈압이 높은 사람은 야채수를 복용하기 시작한 지 한 달 정도 지나면 혈압이 내려간다. 따라서 약도 3일째부터는 서서히 양을 줄여 나가도록 한다. 약물 복용을 갑자기 중단하면 쇼크가 발생할 수도 있으므로 한 달 기간을 목표로 하여 서서히 중단하도록 한다. 이와 함께 규칙적으로 배변하는 습관을 들여야 한다.

이 외에도 부작용과 같은 일시적인 증상이 나타날 수 있지만 이것은 부작용이 아니다. 모두 호전반응이므로 크게 걱정하지 않아도 된다. 호전반응이란 질병이나 신체의 이상 증상이 치유될 때 일시적으로 악화되는 것 같은 증상이 발현되는 것을 말한다.

09
VEGETABLES

야채수 건강법 실천할 때
꼭 기억하세요!

다테이시 가즈 박사는 야채수 건강법을 실천할 때 주의할 점과 반드시 알아두어야 할 점을 다음과 같이 정리해서 밝혀놓았다.

- 현미차는 말기 암 환자나 당뇨병 환자가 아니라면 무리하게 마실 필요는 없다. 야채수만으로도 충분한 효과를 볼 수 있다. 단, 간장질환, 당뇨, 유방암, 자궁근종, 갑상샘, 암이 있는 사람은 야채수와 현미차를 3~5개월만 함께 복용하면 좋다. 하지만 생활습관병의 치료를 위해 6개월 정도 야채수와 현미차를 꾸준히 음용하면 당뇨, 혈압, 혈중 노폐물 순환을 도와 병증을 만성화시키지 않고 조기에 개선할 수 있다. 현미밥은 모든 건강법의 기본이지만 식사에 불편함이 많을 경우 현미차로 대체하는 것도 좋다.
- 투석을 받고 있는 사람은 아침과 저녁에 야채수만을 100cc 복용한다. 소

변이 나오게 되면 1/3컵가량의 소변을 받아 야채수와 혼합하여 마시도록 한다.

- 통풍 환자는 야채수만 하루에 600cc 복용해도 괜찮다. 완치되는 사람도 있지만 심한 발작 증상이 나타날 경우에는 2주 동안만 야채수 복용을 중단하고 병원에서 처방 받은 약을 복용한다. 2주 후에는 처방약을 중단하고 야채수를 복용한다.
- 항암제나 한방차, 비타민제, 건강식품은 2~3개월을 목표로 서서히 복용을 중단하도록 한다.
- 알레르기성이나 비후성 축농증과 화분증 등의 비염에 관해서는 증상이 나타날 때만 하루에 한 번 비강에서 목구멍 쪽으로 야채수를 흘려보낸다. 단, 이것을 매일 해서는 안 된다.
- 정신과나 신경과질환, 신경통, 류머티스 등의 증상과 교원병인 사람도 야채수만 하루에 600cc 정도 복용한다.
- 스테로이드제나 호르몬제 복용은 2~3개월 사이에 중단할 수 있도록 노력한다.
- 고혈압이나 신장약 복용은 가급적 한 달 안에 중단하도록 한다.
- 간질 발작약은 3개월을 목표로 서서히 복용을 중단하도록 한다.
- 병원에 다니면서 링거는 맞지 않도록 한다. 이것은 심장이나 간장을 나쁘게 한다.
- 야채수의 냄새가 싫은 사람은 벌꿀을 넣어서 복용해도 좋다.
- 말기 암, 그밖의 말기 증상인 사람들은 환자 본인의 소변 30cc에 야채수 150cc를 넣어서 하루에 한 번 아침에 3개월 동안 복용한다.

- 6개월 내지 1년에 한 번은 반드시 소변과 혈액검사를 받도록 한다.
- 복통이나 출혈, 경련, 고열 등 특별한 증상이 없는 한 뢴트겐 검사나 조영제를 사용한 검사는 받지 않는 편이 좋다.
- 유방암, 자궁암, 대장암, 직장암, 폴립 환자의 99%는 수술을 하지 않더라도 하루에 600cc 이상의 야채수를 복용하도록 한다. 3개월 이상 꾸준히 복용하면 주먹만 한 크기의 종양도 소멸될 것이다.

지금까지 다테이시 가즈 박사의 원본 야채수의 내용을 살펴보았다면 이후부터는 30년 동안 새롭게 쌓인 야채수의 효력과 10년 동안 식품 전문가가 새롭게 발견한 야채수 이야기를 하고자 한다.

새로운 접근법, 유기농 야채수 건강법, 5가지 야채의 효능 등 좀 더 진일보한 자료를 바탕으로 원본 야채수 건강법에 힘을 싣고자 한다.

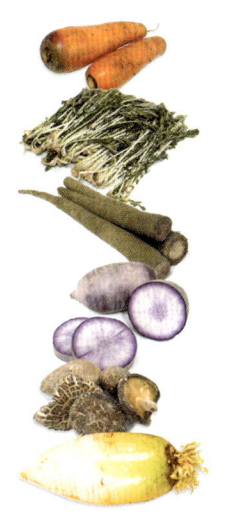

CHAPTER
03

식품 전문가가 말하는
"우리 몸에 맞는 야채수 건강법은 따로 있다!"

01
VEGETABLES

야채수 건강법
새로운 접근이 필요하다!

당뇨병 등 치료가 힘든 만성병 환자가 야채수를 먹고 병을 이겨냈다는 사례가 넘쳐나면서 야채수 건강법은 신드롬을 일으키고 있다.

하지만 야채수 건강법이 세상에 발표된 지 30여 년이 지난 지금 시대적 상황도 많이 달라졌다. 우리가 살고 있는 환경도 변했고, 우리 인체도 많이 달라졌다.

그러다보니 야채수 건강법도 현재와 맞지 않는 부분도 있고, 손질해야 할 부분도 드러나고 있다. 야채수 건강법에 대한 새로운 접근의 필요성이 제기되는 대목이다.

물론 야채수 건강법의 핵심에는 변함이 없다. 무, 무청, 표고버섯, 당근, 우엉의 5대 식품의 환상적인 조합이 놀라운 약효를 나타낸다는 사실은 지금도 여전히 진가를 발휘하고 있다.

하지만 야채수 건강법이 우리 몸에서 제대로 된 약효를 발휘하여 각종 질병이 낫고 몸을 건강하게 하려면 새롭게 쓰여야 할 부분은 분명히 있다.

그동안 식품 영양학을 공부하면서 터득한 결론과 그동안의 숱한 임상 자료를 바탕으로 할 때 야채수 건강법의 약효는 올바른 재료의 선택이 무엇보다 중요하다는 것이다.

야채수의 재료가 되는 5대 식품이 재배되는 환경이 오염돼 있는 탓이다. 흙도 물도 오염돼 있는 상황에서 식품 고유의 영양가치 또한 예전과 사뭇 달라졌다. 따라서 놀라운 야채수의 기적을 체험하려면 야채수의 재료가 되는 5대 식품의 영양 가치가 훼손되지 않아야 한다.

그래서 중요한 것이 유기농으로 재배한 무를 쓰고, 무청을 사용해야 한다. 당근도, 우엉도, 표고버섯도 농약을 사용하지 않고, 비료도 쓰지 않은 철저한 유기농 인증 식품으로 야채수를 만들 때 비로소 야채수는 만성병을 낫게 하고 암도 낫게 하는 기적을 만들어 낼 수 있을 것이다.

02

VEGETABLES

유기농 야채수 건강법의
핵심은 바로 이것!

다테이시 가즈 박사가 야채수 건강법을 세상에 내놓은 지 30여 년의 세월이 흘렀다. 결코 적지 않은 세월의 두께만큼이나 지금 우리의 생활에도 30년 전과 비교해 볼 때 적잖은 변화가 있었다. 그 중에서도 가장 두드러진 변화는 우리의 먹을거리에 대한 변화가 아닐까 싶다.

지금은 계절을 초월한 시대다. 마켓의 채소 코너에는 겨울에도 싱싱한 잎채소가 떨어지지 않는다. 상추며, 깻잎이며 신선초며⋯ 그 종류도 다양하다.

하지만 과연 계절을 초월한 이 같은 채소에도 채소 고유의 영양가치는 그대로일까?

결론적으로 말해 '아니다' 이다. 모두가 잘 알다시피 식물은 모두 광합성작용을 한다. 태양과 비와 바람의 힘으로 성장한다고 해도 과언이 아니다. 그런데 말이다. 인공적으로, 인공적으로 조성한 비닐하우스에서 자란 채소가 뙤약볕 아래에서 비바람을 견뎌내고 자란 채소와 그 효능이 같을 수 있을까?

실제로 실험실 연구에서도 이 두 채소 사이에는 많은 영양적 차이를 나타낸다. 당연히 비닐하우스 재배의 채소에는 실험실에서 밝혀낼 수 있는 영양성분뿐 아니라 사람의 힘으로 미처 밝혀내지 못한 수많은 영양물질의 조성비율이 현저히 떨어짐을 확인할 수 있다. 이것은 30년 전에 쓰여진 야채수 건강법과 오늘날 야채수 건강법의 약효에 차이가 나는 이유이기도 하다.

따라서 야채수 건강법에서 가장 중요한 것은 야채의 선별이다. 제대로 재배된 야채를 활용하는 것이 무엇보다 중요하다.

다양한 미생물이 살아 있는 오염되지 않은 토양에서 자연의 힘으로 키운 철저한 유기농 채소를 구하는 것이 중요한 관건이라 할 수 있다. 이러한 재료로 만든 야채수는 현대인의 몸을 바로 세우고 건강을 다지는 구세주가 될 수 있을 것이다.

03
VEGETABLES

야채수 5대 재료
효능 속으로…

야채수 건강법의 진가는 우리 주변에서 손쉽게 접할 수 있는 재료들로 만들어진다는 데 있을 것이다. 전혀 새로운 것은 없다. 구하기 어려운 것도 없다. 우리가 늘 먹는 무, 무청, 표고버섯, 당근, 그리고 우엉으로 만들어지는 것이 야채수 건강법이기 때문이다.

그렇기 때문에 또 하나의 진가는 전혀 부작용이 없다는 점이다. 우리 몸에 꼭 필요한 모든 영양소는 듬뿍 들어 있으면서 부작용은 없는 건강법, 이것은 야채수 건강법의 진가를 배가시키는 비결이 되고 있다. 그 노하우를 쥐고 있는 야채수 5대 재료의 효능을 점검해보자.

:: 천연 소화제 무

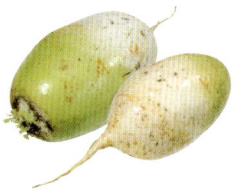

- **성미** 달고 맵고 차다.
- **효능** 음식의 소화를 촉진한다. 체한 것을 내려준다. 열을 내려준다. 독을 풀어준다. 돼지고기와 함께 쓰면 좋다.
- **주의사항** 음식을 소화시킬 때는 생무가 좋고 담에 열이 있을 때는 즙을 내어 먹으면 좋다. 소화력이 매우 약하고 속이 찬 사람은 많이 먹지 않는다.
- **성분** 옥시디아제 : 발암물질 벤조피렌 분해, 해열과 갈증 해소, 소화 촉진, 염증에 효과.

  디아스타제 : 위장을 튼튼히 하고 소화를 도움.

  아밀라아제 : 면역력 강화, 소화 개선 효과 있음.

무는 이미 6000년 전부터 인간이 먹었으며, 이집트 파라미드를 건설할 때 먹었다는 기록이 있다. 원산지는 지중해이고, 중국으로 전해져 우리나라에 들어온 것으로 추정된다.

무는 비타민 C가 많아서 껍질째 쓰는 것이 좋다. 보리와 메밀의 독성을 중화시키므로 예로부터 많이 먹었으며, 생선과 같이 끓이면 비린내가 나지 않고 단맛을 내므로 사계절 즐길 수 있는 야채다. 요즘은 기온이 많이 올라가 제주도 해남, 진도 부근 일대에는 겨울에도 얼어 죽지 않으며 월동이 가능하다.

저장 시 적정온도는 0도이며 습도는 95%다. 무의 독특한 매운 맛과 향기는 mustard oil 과 methyl mer-captan(ch3sh)이다.

:: 빨간 영양제 당근

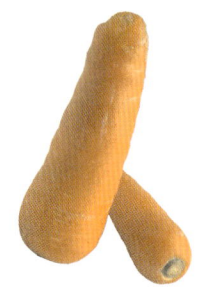

- **성미** 달고 평하다.
- **효능** 밤에 눈이 밝아진다. 피부 미용에 좋다. 혈액순환이 촉진된다. 시력이 좋아진다.
- **주의사항** 많이 먹으면 손발과 온몸이 노랗게 된다(2~3개월 안 먹으면 저절로 없어진다).
- **성분** 베타카로틴 : 콜레스테롤 저하, 활성산소 제거.
  칼륨 : 혈압을 낮춘다.

당근은 붉은색을 띠는데 성분은 베타카로틴이며 체내에서 비타민 A로 전환된다. 당근은 비타민 C도 풍부하게 들어 있으며, 칼슘도 많이 들어 있다.

개발도상국 어린이에게 치아 및 턱뼈의 발육이 지연되는 경우가 있는데 이것은 칼슘과 비타민 A의 부족에서 오므로 당근을 꾸준히 먹으면 좋아진다.

당근은 비타민 C를 파괴하는 효소인 아스코르비나제가 들어 있으므로 다른 야채와 혼합하여 쓰는 것은 바람직하지 않다. 그러나 살짝 끓이거나 데쳐 쓰면 효소가 불활성화되므로 비타민 C가 파괴되는 것을 막아준다.

　당근은 눈을 밝게 하고 소화기능을 튼튼하게 하므로 시력감퇴나 소화기능이 약한 사람, 발기불능인 사람에게 아주 좋은 식품이다.

　우리나라에서는 16세기부터 재배하기 시작했으며, 당근은 껍질 부분에 중요한 성분이 많으므로 흙을 제거하고 껍질이 있는 상태로 깨끗이 살짝 씻어 사용하면 좋다.

:: 섬유질 덩어리 우엉

- **성미** 달고 차다.
- **효능** 불용성 섬유질이 많아 장내를 깨끗하게 하므로 대장암을 억제하고 오염된 피를 깨끗하게 한다.
- **주의사항** 우엉에 많이 들어 있는 섬유질이 조개 바지락의 성분 중 하나인 철분의 체내 흡수를 막으므로 같이 먹지 않는 것이 좋다.
- **성분** 타닌 : 진통 감소, 지혈, 노폐물 제거.

　　　섬유질(불용성) : 배변을 좋게 한다.

　　　아르기닌Z : 자양강장 효과.

　우엉은 서양에서는 콜레스테롤을 낮추는 효과가 있어 많이 사용하고 있으며 뇌졸중에도 좋은 효과가 있다. 이뇨제와 발한제로도 쓰이고 종자는 부기가 있을 때 쓰면 좋다.

일본에서는 예로부터 식용으로 널리 활용해 왔는데 추위에도 강하고 특히 뿌리가 깊이 들어가므로 강가의 사양토에서 잘 자라는 특성이 있다.

인후염에도 쓰면 좋다. 기침, 가래, 편도선염 등 목의 통증 개선에 효과가 있다. 우엉은 썰어 놓으면 폴리페놀계 화합물이 공기 중의 산화 효소에 의해 갈변이 일어나므로 물에 담그거나 공기 접촉을 피한다. 식초에 담그면 우엉의 떫은맛이 제거되기도 한다.

:: 천연 항암제 표고버섯

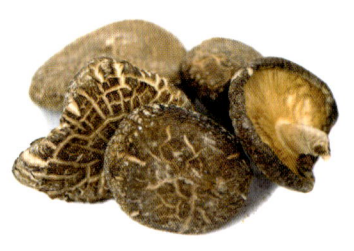

- **성미** 달고 성질은 평하다.
- **효능** 위 기능을 강하게 하고 피부 발진을 치료한다. 암을 예방하고 골다공증을 치료한다.
- **주의사항** 피부 발진인 홍역과 피부병이 아주 오래된 사람은 피하는 것이 좋다. 소아의 홍역 초기 피부 발진이 없을 때는 붕어와 함께 써도 된다.
- **성분** 렌티난 : KS-2 항암물질이다.

    렌티오닌 : 감칠맛의 향을 낸다.

    에르고스테롤 : 비타민 D 형성, 골다공증 예방.

표고버섯은 참나무과와 자작나무과에 속하는 나무에 기생균이

자생하거나 접종하여 자란 버섯으로 우리나라에서 많이 식용하고 있는 대표적인 버섯이다.

콜레스테롤이 혈관벽에 붙는 것을 방지하고 체내 흡수를 막아주며 수치를 내려주고 아울러 동맥경화를 예방해준다. 콜레스테롤을 낮추는 성분은 에리타데닌, 피스트테린이며 항암작용과 인터페론 유기작용이 있는 렌티난과 비타민 D가 되는 에르고스테롤도 많이 함유하고 있다. 특히 비타민 D가 생성되는 것이 중요한데 표고버섯을 햇볕에 말리지 않으면 비타민 D는 생성되지 않는다.

집에서 구입해 사용할 때 말린 표고버섯이더라도 햇볕에 말려 사용하는 것도 괜찮다. 〈일용본초〉에서는 "기운을 돋우고 배고픔을 느끼지 않게 하며 풍을 치료하고 어혈을 없앤다."고 기록돼 있다.

:: 파란 영양제 무청

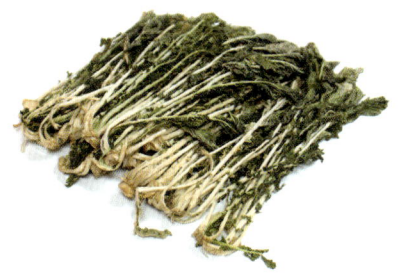

- **성미** 따뜻하고 맵고 쓰다.
- **효능** 피로를 회복한다. 항암에 효과가 있다. 뼈를 튼튼하게 한다.
- **주의사항** 기가 허하고 혈이 부족한 사람은 많이 먹지 않는다.
- **성분** 비타민 C : 항산화 효과, 다이어트, 감기 예방.

  글루코오스느레이트 : 항암물질 함유.

  칼슘 : 뼈를 튼튼히.

무청은 오랜 옛날부터 사시사철 먹어왔다. 특히 겨울에는 새끼로 꼬아 만든 것에 매달아 걸어놓고 시래깃국으로 끓여 먹는 식품이다. 시래국으로 탈바꿈해 겨우내 중요한 영양공급원 역할을 담당했다.

무청은 된장국, 추어탕, 나물밥, 찌개 등 거의 안 들어가는 곳이 없을 정도로 많이 먹고 있으며, 손쉽게 구할 수 있다. 정월대보름날에는 필수적으로 먹었던 대표적인 나물이다. 특히 대변이 나가지 않고 장에 차 있는 것을 깨끗하게 배출하고 기를 원활히 돌리므로 소화기가 허약한 사람에게 아주 좋다.

무청은 삶지 않고 햇빛이나 겨울서리를 맞으면 자연 바람과 겨울 햇볕에 의해 비타민 D가 생성되어 무청 효과가 있으므로 바람이 잘 통하는 곳에서 말려서 사용한다.

경험에 의하면 여름에 말리는 무청은 육질이 약해 장마에 의해 습을 먹거나 비를 맞으면 곰팡이가 피어서 먹기 곤란하다. 무청은 가을 무청이 가장 적합하며, 보관 시 엷은 초록색과 갈색을 동반해 마르면 그늘진 서늘한 곳에 보관하거나 장기 보관 시는 냉장 보관해야 한다.

모든 자연식품이 그렇겠지만 자연건조는 장기 보관 시 벌레가 쉽게 생기는 것을 감안해야 한다.

04
VEGETABLES

내 몸에 좋은 야채수
똑똑한 음용법

야채수는 누구나 마실 수 있는 건강음료다. 무엇보다 우리가 늘 먹는 식품의 환상적인 배합으로 만들어진 음료라서 부작용 걱정은 전혀 하지 않아도 된다. 일상생활에서 꾸준히 먹으면 몸을 건강하게 하고 병이 생기는 것을 예방하는 야채수 음용법은 간단하다.

기본 음용법

- 야채수는 식사 전 공복에 150~200cc를 하루 3번 음용한다.
- 현미차는 식사 후 150~200cc를 하루 3번 음용한다.
- 야채수는 병증의 치료 및 경과 여부에 따라 식사량과 활동량을 살펴, 처음 음용 시에는 한꺼번에 많은 음용보다는 150cc를 2~3번씩 음용하다가 서

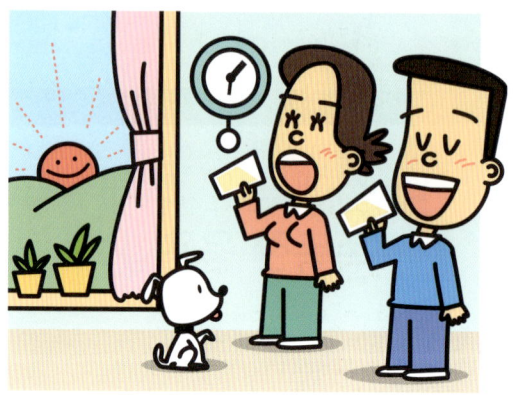

서히 늘리는 것이 좋다.

- 현미차는 명현반응이 없으므로 여름에는 시원하게, 겨울에는 따뜻하게 야채수와 간격만(15분) 주의하면서 음용한다.
- 야채수를 기타 건강식품이나 양약과 함께 음용 시에는 30분 정도 간격을 둔다(소화기계통이 불편할 때는 따뜻하게 음용하는 것이 좋다).
- 전자레인지는 피한다.
- 인스턴트식품을 많이 먹거나 과식, 과음, 과로 시에는 평소보다 한두 잔 더 음용하면 다음날 속이 편안하다.
- 야채수는 소화력을 높이고, 흡수가 어떤 식품보다 빠르다.

아토피와 피부 트러블이 있을 때 야채수 음용법

■ 아토피를 병원 치료 않고, 자연요법으로 해 온 경우

- 영·유아 및 아동(만 5세까지) : 1일 3회 30cc씩 음용하면서 일주일 간격을 두고, 점차적으로 음용량을 늘린다. 모유 수유 시에는 수유부가 하

루에 300cc 음용하면 좋다.
- **아동(6세~만 12세까지)** : 1일 1회 70~100cc씩 일주일 간격을 두고 몸의 변화에 따라 점차적으로 300cc까지 음용할 수 있다.
- **중·고등학생** : 1일 1회 100~150cc씩 3~4일 정도 음용한 후 몸의 변화에 따라 하루 300cc까지 음용량을 점차적으로 늘린다.

■ 피부 트러블이 심하여 병원 치료를 오랫동안 받아온 경우 (스테로이드제제 사용)
- **영·유아 및 아동(만 5세까지)** : 1일 3회 5cc씩
- **아동(6세~만 12세까지)** : 1일 3회 10cc씩
- **중·고등학생** : 1일 3회 50cc씩

소량씩 음용을 시작하는 이유는 명현반응 없이 조심스럽게 시작하자는 의미다. 명현반응이 심해질 때는 음용을 중단하고 증상이 완화되면 다시 소량부터 시작하면 명현반응이 줄어든다.

■ 피부 트러블 없이 허약 체질인 경우
- **영·유아 및 아동(만 5세까지)** : 하루 30cc씩 3회 먹이다가 음용량을 늘린다.
- **아동(6세~만 12세까지)** : 1일 1회 70~100cc씩 먹이다가 300~450cc까지 늘린다.
- **중·고등학생** : 1일 1회 100~150cc씩 3~4일 음용하다가 450~600cc까지 늘린다.

인스턴트식품의 과다 섭취와 운동부족, 야채 섭취 부족으로 우리의 자녀들이 힘들어 하고 있다. 가정에서 식생활을 개선하고, 야채수와 현미차로 건강을 지켜주면 우리 아이들이 건강하게 자라날 수 있을 것이다.

병증이 깊은 환우의 음용법

먼저 식사량과 활동량을 점검해 보자.

- **식사와 활동이 원활할 때** : 일반 음용법대로 야채수는 식사 전 공복에 150~200cc씩 3번 음용한다. 현미차는 600cc까지 충분히 음용한다. 운동과 식이요법을 병행하여 적극적으로 대처한다.
- **식사는 잘하지만 활동이 조금 힘들 때** : 야채수는 식사 전 공복에 150~200cc씩 2번 음용한다. 현미차는 600cc까지 충분히 음용한다. 운동과 식이요법을 병행하여 적극적으로 대처한다.
- **일반식사가 어렵고 몸도 많이 힘들 때** : 야채수는 식사 전 공복에 150~200cc를 1번 음용한다. 현미차는 600cc까지 충분히 음용한다. 운동과 식이요법을 병행하여 적극적으로 대처한다.

소화력이 많이 떨어질 때는 야채수를 식후 30분 후 음용하면 소화 및 흡수를 돕는다. 일주일 간격을 두고 야채수를 2~3번으로 음용량을 점차적으로 늘린다.

05
VEGETABLES

유기농 야채로 제대로 만들어야
효과 최고!

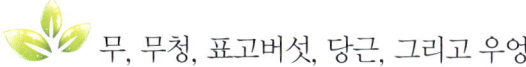무, 무청, 표고버섯, 당근, 그리고 우엉.

야채수 건강법의 핵심 재료다. 이들 5가지 식품의 영양이 서로 결합해서 우리 몸에 효과를 나타내는 것으로 알려져 있다.

하지만 이들 재료들이 제대로 된 약효를 나타내려면 이들 식품 자체가 가지고 있는 영양물질이 풍부하게 함유되어 있어야 한다.

그러기 위해서는 자연 그대로 재배된 식품이어야 한다. 오늘날 우리의 먹을거리는 많은 도전을 받고 있다. 농약과 화학비료의 범벅이 되어 있는 식품을 먹어야 하고 각종 첨가제가 들어 있는 가공식품의 범람 속에 살고 있다.

그 결과는 자못 심각하다. 각종 만성병, 난치병의 창궐 속에서 우리 몸은 죽을 고생을 하고 있다.

지금 이 시점에서 가장 시급하고도 절실한 문제는 우리의 먹을거리를 바로 세우는 일이다. 현재로서 우리가 선택할 수 있는 가장 최선책은 친환경으로 재배한 식품이나 유기농으로 재배한 농산물로 우리의 식탁을 차려야 한다는 것이다.

야채수를 만들 때도 예외는 아니다. 암이 낫고, 고혈압이 낫고, 당뇨를 개선시키는 야채수의 놀라운 약효도 야채수의 5대 재료인 무, 무청, 당근, 우엉, 표고버섯의 영양가치가 제대로 살아 있어야 한다는 점이다.

유기농으로 재배한 식품은 식품 고유의 성분들이 듬뿍 들어 있어 우리 몸을 재생하고 회복하는 데 큰 도움이 된다. 유기재배는 단순한 농약이나 화학비료를 사용하지 않는 것뿐만이 아니다. 건강한 토양에서 토양의 영양분을 가득히 흡수하도록 하는 재배방법이다. 그래서 자연계의 힘을 받고 자란 작물에서는 본래의 맛과 생명력이 충분히 축적되어 있어 우리 몸을 살리는 약이 되는 것이다.

유기 야채수는 철저한 유기농으로 재배한 무, 무청, 당근, 표고버섯, 우엉으로 만들어진 야채수다. 숱한 땀과 노력의 산물이기도 하다. 그래서일까? 많은 사람들로부터 폭넓은 사랑을 받고 있어 무엇보다 가슴 뿌듯하다.

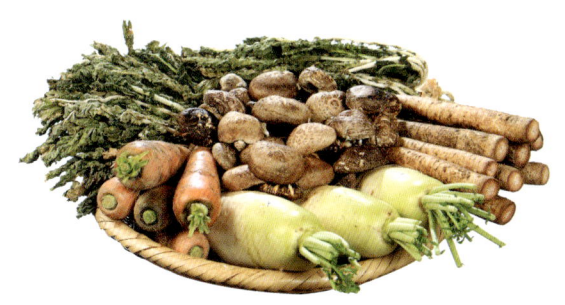

야채수가 제대로 된 효능을 나타내려면
야채수의 5대 재료인
무, 무청, 당근, 우엉, 표고버섯의 영양가치가
제대로 살아 있어야 한다.

V E G E T A B L E S

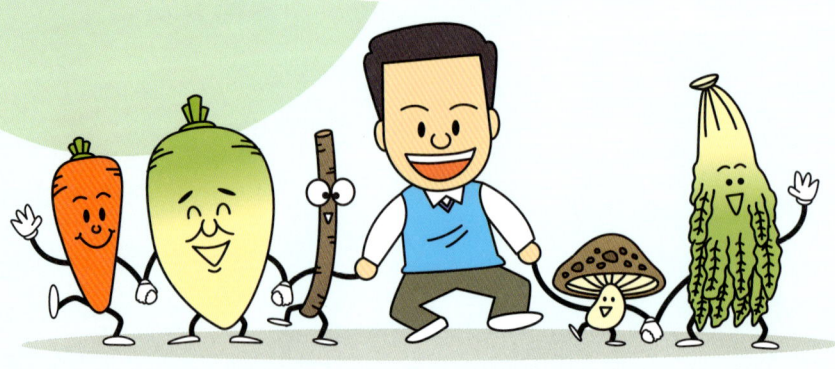

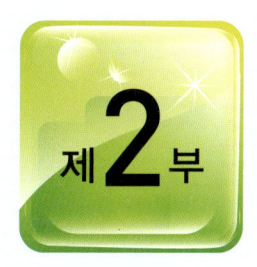

제2부

야채수 건강법 연구된 임상자료로 새롭게 입증한다

나는 의사도 아니다. 식품을 만드는 회사 사장이다. 그것도 일반 대중을 위한 식품이 아니라 환우와 몸 관리가 꼭 필요한 고객층으로 한정된, 지극히 제한적인 시장이다. 나는 늘 묻는다. 이 일을 왜 하는지? 무엇 때문에 하는지? 어려운 일에 부딪힐 때마다 묻는다. 의약품이나 건강기능식품이 아니기 때문에 식품의 기준을 정확히 알아 그에 맞는 판매를 하려고 노력한다. 사실 이 부분이 어려운 일이기도 하다. 왜냐하면 실제로 음용층이 일반대중보다는 환우층이기 때문에 효과, 효능이란 말을 써야 할 입장이기 때문이다. 나처럼 작은 규모로 시작한 회사가 건강기능식품군으로 진행하기에는 처음부터 무리다. 하지만 미래를 준비하기 위한 전략과제도 진행해 볼 계획이다.

나는 다테이시 가즈 박사께 늘 감사를 드린다. 오랜 경험과 열정으로 환우들에게 건강과 희망을 준 주인공이기 때문이다. 이제 그 바통을 이어받아 이 시대의 건강 패러다임에 맞는 정보와 지식 그리고 경험을 나누는 것이 내가 앞으로 해야 할 사명임을 깨닫는다.

나는 신체적으로도 부족한 점이 많지만 이 사명을 함께 나누는 직원들이 있고 이 일을 함에 있어 믿어주는 고객들이 있는 한 최선을 다할 것이다. 그리고 노력할 것이다. 야채수를 더 깊이 연구하여 입증된 임상자료로 건강회복에 도움을 주는 일에 언제나 최선을 다할 것이다. 시간과 노력, 돈도 많이 들겠지만 앞으로 10년, 20년, 언제까지나 그 행보를 계속할 생각이다. 그 첫 번째 연구 성과로 야채수의 항염증 효과를 입증했다.

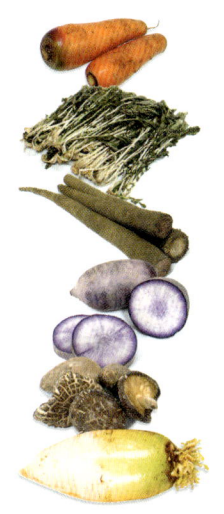

CHAPTER
04

연구 논문으로 밝혀진 야채수의 '힘'

01
VEGETABLES

야채수의 RAW 264.7 세포에서
항염증 효과

야채수 건강법이 세상에 알려진 지 30여 년의 세월이 흘렀다. 그동안 수많은 임상 데이터도 축적됐고, 드라마틱한 사례로 부지기수다.

실제로 야채수를 대상으로 여러 가지 임상 연구를 실시한 결과 유의할 만한 결과를 나타내 소개한다.

*식품 전문가 심재근 대표의 남부대학교 대학원 한방제약개발학과 이학석사 학위 논문을 올립니다.

야채수의 RAW 264.7 세포에서 항염증 효과
한국식품영양과학회지
DOI : 10.3746.jkfn.2010.39.8.1097
J Korean Soc Food Sci Nutr 39(8), 1097~1101(2010)

I. 서론

　최근 인간의 수명 연장과 건강에 대한 관심이 고조되면서 노화 억제와 건강유지를 위해 야채와 같은 자연식품의 기능성 및 생리활성물질에 대한 연구가 널리 진행되고 있으며, 이러한 자연식품을 이용하여 암이나 당뇨, 동맥경화 같은 성인병을 예방하기 위한 많은 방법들이 제시되고 있다.

　최근 이러한 자연식품을 이용한 건강법 중 일상생활에서 쉽게 섭취할 수 있는 당근, 무, 무청, 우엉, 표고버섯을 재료로 한 *야채스프가 국내에서는 암환자, 성인병질환 및 아토피질환의 환자에게 많은 관심을 불러 일으켰으며 시중에는 많은 제품들이 판매되고 있다.

　따라서 본 연구는 당근, 무, 무청, 우엉 및 표고버섯을 가열 처리하여 만들어진 야채스프가 만성 염증성질환 및 성인병질환에 주로 음용이 되고 항염증 효과가 있을 것으로 예상됨에 따라, 야채스프의 기초적인 생리활성작용을 입증하기 위한 연구의 일환으로 RAW 264.7세포에서 NO의 생성, iNOS의 발현정도와 염증성 cytokine인 TNF-α 분비량 등을 조사하여 야채스프의 항염증성을 검토하고자 하였다.

＊ 원문발췌이므로 야채수가 야채스프로 기록되어 있음을 양해 바랍니다.

Ⅱ. 재료 및 방법

1. 실험재료

본 실험에 사용한 야채스프는 광주지역에서 유기농법으로 무농약 재배된 무, 당근, 무청, 우엉 및 표고버섯을 원료로, 세척 등의 전처리를 거친 다음 100℃에서 2시간 열수 추출하여 150cc 액상 파우치로 제조(2009년 11월20일)한 제품을 (주)참든마을 (광주광역시)에서 제공받아 사용하였으며, 이를 Whatman No.42 여과지로 여과하고 동결건조 한 후 분말화 하여 실험재료(VS:vegetable soup)로 사용하였다.

1-1. 야채스프의 구성성분

본 실험에 사용한 야채스프의 구성성분과 함량은 Table 1과 같다.

Table 1. Compositions of the vegetable soup

Ingredients(재료구성)	g/150mL
Radish(무)	12.45±0.01
Carrot(당근)	7.50±0.22
Burdock(우엉)	4.05±0.42
Radish leaves(무청)	0.75±0.03
Shiitake(표고)	0.75±0.08

The results mean±SD

Ⅲ. 결과 및 고찰

1. 마우스(쥐) 대식세포에서의 세포증식에 미치는 영향 실험

Fig.1. Effects of vegetable soup on the cell viability of RAW264.7 cells

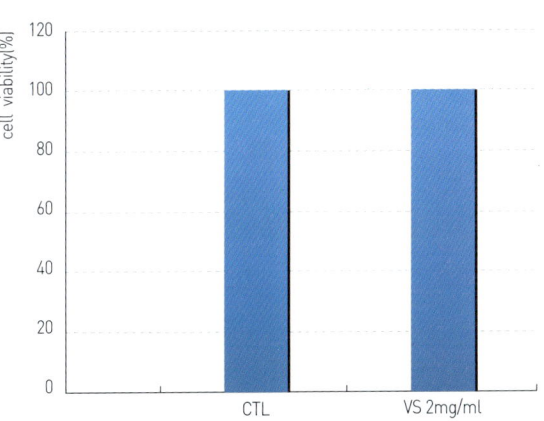

RAW 264.7 cells were treated with vegetable soup. Cell viability was determined by MTS assay. Results of three independent experiments were averaged mean value of three independent experiments and are shown as percentage cell viability compared with the viability of untreated control cells.

Table 3. Effects of the vegetable soup on the cell viability of RAW264.7 cells

Group[1]	Cell Viability (%)[2] 세포생존능력
Control	105.6 ± 2.54
VS 2mg/mL (야채수)	101.2 ± 0.69

 일반적으로 식품 및 의약품의 연구에 있어서 연구하는 물질(성분)의 기초 독성 검사에 사용하는 실험법으로 (MTS) 백혈구의 일종인 대식세포에 물질을 넣어 함께 배양하여 대식세포가 죽지 않음을 확인하는 연구법이다.

위 실험 결과 세포 생존율 수치가 100% 이상으로 독성 없음이 확인되었다.

2. NO(산화질소) 생성 및 iNOS(산화질소합성물) 발현에 미치는 영향

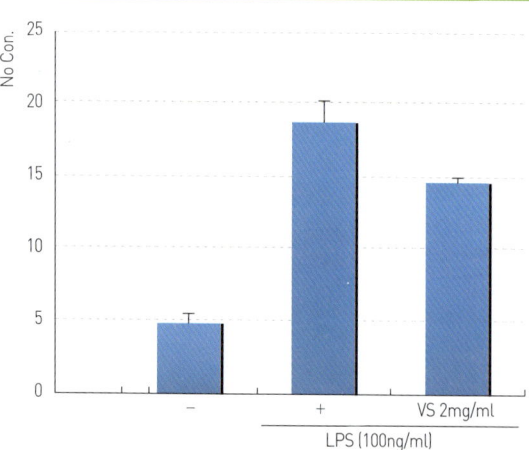

Fig.2. Inhibitory effects of vegetable soup on NO Production in LPS -stimulated RAW 264.7 Cells

RAW 264.7 cells were treated with or without LPS (100ng/ml)and then with vegetable soup, and incubated for 24h. The nitrite concentrations in medium were determined by NO Detection Kit. Results of three independent experiments were averaged mean value of three independent experiments and asterisks indicate significantly different from treatment with LPS alone.

Table 4. Inhibitory effects of the vegetable soup on the production of NO in LPS-stimulated RAW 264.7 cells

Group[1]	No Concentration (μm)[2]
Control	5.33 ± 0.12
LPS 100 ng/mL(염증유발물질)	19.53 ± 1.02
LPS + VS 2mg/mL	15.54 ± 1.89*

NO(산화질소)는 인체 내에서 혈관 확장 및 염증을 유발하는 물질 중의 하나로 알려져 있다.

야채스프는 NO의 생성을 억제하는 효과가 있는데 이미 생성된 NO만 감소시킨 것인지, 아니면 NO 생성 유전자에 iNOS의 근본적인 생성을 억제한 것인지를 알아보기 위한 실험으로 야채스프는 iNOS 유전자 발현을 억제한 결과를 얻어 야채스프가 유전자 단위의 NO의 생성을 근본적으로 조절, 억제하고 있음을 알 수 있다.

3. 유전자 발현에 미치는 야채스프의 영향

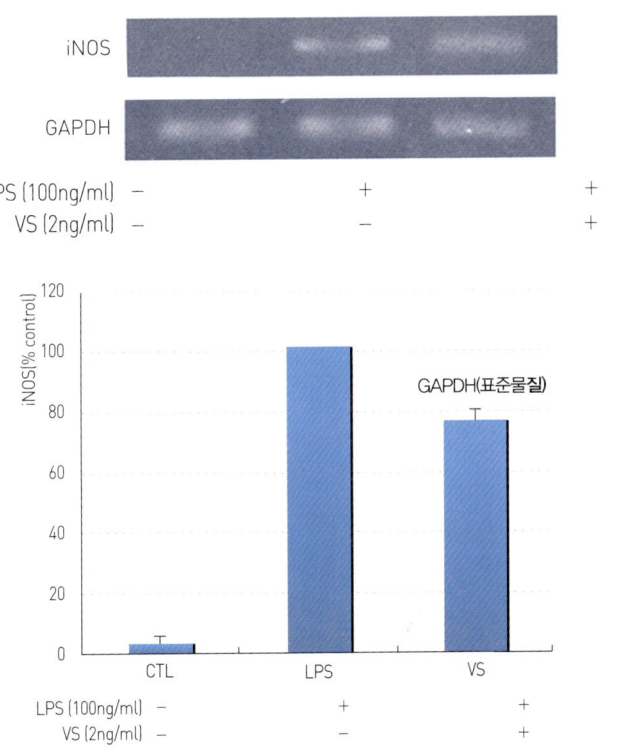

Fig.3. Inhibitory effects of vegetable soup on NO Production in LPS - stimulated RAW 264.7 Cells.

4. TNF-α 분비에 미치는 영향

Table 5. Inhibitory effects of the vegetable soup on the production of TNF-α in LPS-stimulated RAW 264.7 cells

Group[1]	TNF-α production (ng/mL)[2] 종양괴사인자
Control	0.112 ± 0.021
LPS 100 ng/mL	1.76 ± 0.301
LPS + VS 2mg/mL	1.35 ± 0.26*

1) Control, RAW264.7 cells 100%; LPS, lipopolysaccharide 100ng/mL; VS, added with vegetable soup 2mg/mL.
2) Results of the experiments were the mean values of three independent experiments and asterisks indicate the significant differences.(* : p ← 0.05)

TNF-α는 인체 면역계에서 염증을 유발하는 물질 중의 하나다. cytokine 또한 종양괴사 인자(Tumor necrosis factor)이기도 하다.

즉 TNF-α가 다량 생성되면 피부염, 관절염, 각종 염증을 유발하게 된다. LPS(염증유발물질)는 이러한 TNF-α를 생성하는 물질로 야채스프와 LPS를 동시에 처리한 대식세포에서 TNF-α 분비량이 현저하게 낮아지는 결과를 얻었고 이는 야채스프가 각종 염증을 일으키는 물질인 TNF-α의 생성을 억제하여 각종 염증에 염증 억제 효과가 있음을 알 수 있다.

IV. 결론

본 연구의 목적은 일상생활에서 쉽게 섭취할 수 있는 당근, 무,

무청, 우엉, 표고버섯을 재료로 한 야채스프의 항염증성을 검토하기 위한 것으로, RAW 264.7세포에서 LPS에 의해 유도되는 염증물질 중 NO(산화질소)와 염증성 사이토카인 TNF-α에 대한 억제력을 관찰하였다. 실험 결과 실험에 사용된 야채스프는 세포 독성을 나타내지 않았다. 그러므로 야채스프를 처리한 군에서는 유의한 억제를 나타냈다.

이상과 같이 야채스프는 RAW 264.7세포에서 LPS에 의해 유도되는 NO의 생성억제, iNOS의 발현을 억제시켰으며, proinflammatory cytokines인 TNF-α의 분비량도 억제시켰다. 이는 야채스프의 항염증성을 입증하기 위한 기초자료로 활용이 가능하다고 사료된다.

참고문헌

1. Goleberg I. 1994. Functional Foods. Chapman & Hall Press, New York, NY,USA 350-550.
2. Sadaki O. 1996. The development of functional foods and material. Bio-industry 13: 44-50.
3. Heinonen MI. 1990. Carotenoids and provitamin A activity of carrot (Daucus carota L.) cultivars. J Agric Food Chem 38: 609-612.
4. Simon PW. 1990. Carrots and other horticultural crops as a source of provitamin A carotenes. Hortscience 25: 1495-1499.
5. Weisburger HH. 1991. Nutritional approach to cancer prevention with emphasis on vitamins, antioxidants, and carotenoids. Amer J Clin Nutr 53: 2265-2375.
6. Bendich A. 1994. Recent advances in clinical research involving carotenoids. Pure Appl Chem 66: 1017-1025.
7. Yim HB, Lee G, Chae HJ. 2004. Cytotoxicity of ethanol extract of Raphanuse sativus on human lung cacer cell lines. J Korean Soc Food Sci Nutr 33: 287-290.
8. Shimotoyodome A, Meguro S, Hase T, Tokimitsu I, Sakata T. 2001. Sulfated polysaccharides, but not cellulose, increase colonic mucus in rats with loperamide-induced constipation. Digest Dis Sci 46: 1482-1489.
9. Matsuoka H, Toda Y, Yoneyama K, Uda Y. 1998. Formation of raphanusanius depends on extraction procedure and solvent. Phytochemistry 47: 957-977.
10. Monde K, Takasugi M, Shirata A. 1995. Three sulphur-containing stress metabolites from Japanese radish. Phytochemistry 39: 581-586.
11. 11~37번까지는 생략~ 한국 식품영양과학지 : 39(8), 1097~1101 참고바랍니다.

02
VEGETABLES

약학박사 박정숙 교수의 제안
"야채수를 음용하는 작은 수고는 건강을 지키는 큰 힘이 될 수 있습니다"

글 | **박정숙** 교수(남부대학교 대체의학과 / 약사·약학박사)

의학의 발달로 우리나라의 평균 수명은 이미 90세를 넘어, 100세를 바라보고 있습니다. 하지만 50세가 넘으면 누구나 화학적 약물 한 가지 이상을 복용해야 하는 만성질환자가 되고 40세를 넘으면 '반 건강인'이라는 신조어가 생겨날 정도로 늘어나는 수명만큼 건강의 질은 결코 나아지지 않았습니다.

이러한 상황에서 대체의학, 통합의학 등과 같은 용어들이 생겨나면서 의학의 새로운 패러다임이 시작되었고, 생활면에서 '웰빙'이라는 단어는 농약, 화학비료, 항생제로 얼룩진 토양과 식탁을 친환경 유기농으로 변화시키고 있습니다. 또한 지구 온난화로 인한 기상의 이변, 자연재해가 인간에게 미치는 영향을 고려하여 이미 국제적 협약으로 이산화탄소를 줄이는 규정을 제정하기에 이르렀습니다.

이러한 모든 결과는 '자연과의 공존'이라는 중요성을 다시금 재확인케 하는 인류의 뼈저린 교훈이 될 것입니다.

자연의 순리에 따른 질병의 치료가 대체의학의 핵심적인 내용이라면 그 중 약초요법, 생약요법이라 칭하는 식물을 통한 질병의 치료는 '대체의학의 꽃'이라 불릴 만큼 매우 중요합니다. 식물을 이용한 이러한 치료요법들은 화학약품을 대신할 수 있는 치료법으로 최근 많은 관심이 고조되고 있고 이 책에 소개되는 야채수 역시 이러한 대체의학적 패러다임에 매우 충실한 치료법이라고 말할 수 있을 것입니다.

30년 전 일본의 화학자이신 다테이시 가즈 박사가 창안한 야채수 건강법은 일시적으로 유행된 후 바로 사라지는 건강식품업계의 통념과는 달리 30여 년을 이어왔고, 최근 더더욱 관심이 고조되는 건강법입니다. 이러한 이유는 부작용이 없는 유기농 야채를 원료로 사용하며 그 제조방식 또한 자연의 법칙을 거스르지 않으며 이를 이용하는 환자들 역시 마음을 다스리며 꾸준히 노력해 온 결과일 것입니다.

필자는 다테이시 가즈 박사의 말처럼 '야채수가 과연 염증성질환에 효과가 있을까?'라는 의문으로 최근 참든마을의 야채수를 재료로 항염증 실험을 진행했습니다.

염증이란 생명체가 내·외부 자극에 대한 자기보호를 목적으로 혈관, 신경, 체액 및 세포를 이용하여 손상을 국소화시키고 제거하는 것을 의미합니다.

염증은 조직수복과 연관되는데 염증 부위에 침윤한 염증세포를 제거하고 일련의 생화학적 및 세포학적 변화로 인해 손실된 조직을 재생하여 정상상태로 돌아가게 합니다.

이러한 염증은 내·외부 자극 요인이 제거되면 대부분 정상으로 돌아가나 우리 몸의 면역계의 면역현상이 만성적으로 세포와 조직의 상해를 일으켜 발적(redness), 종창(swelling), 발열(heat), 동통(pain), 기능장애(dysfunction)를 일으키게 되면 아토피와 같은 피부염, 관절염, 각종 성인병 등 만성질환으로 이어지게 됩니다.

이러한 염증 억제를 확인하는 여러 연구법이 있으나 그 중 야채수의 기초적인 생리활성작용을 입증하기 위해 RAW 264.7세포에서 NO의 생성 및 NO를 생성하는 효소인 iNOS의 발현 정도와 염증을 일으키는 사이토카인(cytokine)인 TNF−α 분비량을 조사하여 야채수의 항염증성을 검토한 결과 야채수는 염증 유발물질인 LPS에 의해 유도되는 NO의 생성 억제, iNOS의 발현을 억제시켰으며, TNF−α의 분비량도 억제시켜 야채수에 항염증 효과가 있음을 알 수 있었습니다.

또 야채수의 세포 독성을 측정하기 위하여 MTS assay를 수행한 결과, 실험에 사용한 참든마을의 야채수는 세포 독성이 없는 것으로 나타났습니다. 이러한 부분으로 차후 세분화된 실험 및 연구를 해볼 만한 가치가 충분하다고 봅니다.

우리는 우리 몸의 면역계를 혼란시킬 수 있는 각종 화학물질이 범람하는 공간에서 살아가고 있습니다. 이러한 상황에 더해지는 과도한 스트레스는 우리에게 치명적인 질병을 야기할 수 있습니다.

하지만 그토록 힘들어 하는 우리의 몸을 위해 희망과 즐거움으로 마음을 다스리고, 그 무엇보다 안전하며, 자연 친화적인 야채수를 복용하는 작은 수고는 건강을 지키고 질병을 다스리는 데 큰 힘이 될 것입니다.

03
VEGETABLES

야채수와 발아현미차, 효능 높이는 3가지 시도

 :: 산학협력 연구 결과로 성과를 내다

2008년 7월부터 다음해 2월까지 8개월간의 연구 결과의 주제는 암환자 및 만성질환자의 증가와 이들 환자의 보조적 식품으로 효과적인 면역조절작용과 항암작용을 가지는 혼합 야채수 개발이었다.

남부대학교 한방제약개발학과와 참든마을, 광주광역시, 산학연협회와 함께 시작한 공동연구는 다년간의 노하우를 갖고 있는 기관들의 참여로 만족할 만한 성과를 얻어냈다. 또한 그 참신성을 인정받아 2010년 5월에는 한국 신지식인 협회장상을 수상하는 쾌거를 올렸다.

식품이 건강에 미치는 지대한 영향은 수년에 걸쳐 많은 학자들로부터 입증되어 왔다. 야채수와 현미차도 30여 년 동안 환우에게 사랑받아 왔고, 현재도 많은 환우들의 건강을 지켜주고 있다. 개발자가 쓴 책의 결과와 음용하시는 분들의 긍정적인 글들을 본다면 이보다 더 좋은 식품은 없다는 판단이 선다.

하지만 식품 전문가이면서 국민 건강을 위해 제품을 생산하는 사람으로서 뒷짐 지고 서서, 제품의 우수성을 말로만 할 수는 없었다.

본서에 발표한 〈야채수의 RAW 264.7 세포에서 항염증 효과〉는 그 시작이며, 첫 테이프를 끊었다고 할 수 있다.

이후로도 암환자 및 만성질환자의 보조적 식품으로 효과적인 면역조절작용과 항암작용을 가지는 혼합 야채수 개발에 더 깊은 연구를 통해 식품의 우수성을 입증해 보일 계획이다.

::발아현미차를 새롭게 조명하다

현미는 친환경 먹을거리와 웰빙에 발맞춰 그 수요가 부쩍 늘고 있는 추세다. 뛰어난 항산화작용으로 10대 항암식품으로 인정을 받고 있다.

영양성분의 특징으로는 곡류에서 많이 발견되지 않는 단백질 및 지질, 비타민, 식이섬유, 올리자놀 등을 함유하므로 몸에 서서히 흡수되어 당대사 및 호르몬대사를 원활하게 한다.

여기에 생명의 발현이라고 할 수 있는 '싹틔움'을 통해 현미의 장점을 최강으로 보강했고, 단점을 보완한 것이 바로 발아현미다.

발아현미는 연구기관 및 학회지를 통해 전 세계적으로 수없이 다양한 연구 논문들이 발표되고 있다.

가바(GaBa) : 백미의 10배	식이섬유 : 백미의 6배	싹 0.5mm 이하에서 영양 최고
• 뇌혈류 개선 • 고혈압, 동맥경화 예방 • 혈액의 중성지방을 줄여 날씬해진다.	• 대장 활동 촉진 • 소아 과다 체중 해소 • 체중 감량에 만점 신물질(아라비녹실란)에 의한 면역 증강에 도움	• 0.5mm 이하에서 가장 활력이 좋다. 싹이 많이 보이면 영양 손실이 시작된다.

출처:농협발아현미사업부

 야채수와 함께 음용하여 상승효과를 갖는 현미차를 식품 전문가의 눈으로 살폈을 때, 더 보강하고자 개발했던 것이 바로 발아현미차다.

 발아현미는 단일식품으로 오랫동안 사랑받아온 인삼만큼이나 다양한 장점을 갖고 있는 식품이다. 특별한 부작용이 없으며, 현재는 대체요법의 기본으로 환우의 식생활을 책임지고 있다.

 현미를 식사로 할 경우 식감과 소화력에서 많은 불편이 있다. 이 점을 보완하여 발아(싹틔움)를 하게 되면 배아의 성분이 겨층과 싹으로 모아져 쉽게 추출된다.

 효과로는 동맥경화 예방, 비타민 B_1·E가 풍부하여 피로회복에 좋다. 콜레스테롤을 낮춰주며, 리놀렌산이 풍부하여 동맥경화를 예방하는 작용을 한다.

 야채수가 병증을 개선하는 과정에서 현미의 주역할은 면역세포의 활동을 활발하게 하고, 다양한 미량 영양분이 야채수와 상호작용을 통해 빠르게 면역을 높여준다는 데 있다.

 발아현미의 연구개발을 산학연으로 지속하며, 국민 건강을 위한 노력은 앞으로도 계속될 것이다.

::유기농 적무를 넣은 야채수를 개발하다

야채의 원료를 유기농으로 고집하는 것은 변함이 없다. 여기에 원료를 보강하고자 더 좋은 품종의 재료들을 찾아 전국의 유기농 재배단지를 살피고 있다. 입증된 안정적인 원료를 넣어 효과를 보강한 야채수의 개발이야말로 식품 전문가로서 환우들에게 해줄 수 있는 기본적인 노력과 보답이라 생각한다.

2009년 무를 공급해 주던 생산자에게 적무의 파종을 요청했다. 시중에 보편화 되어 있는 일반 유기농 무를 공급해주던 생산자는 생소한 적무(보르도무)를 생산해 달라는 요구에 난감해 했다.

여러 차례 설득을 통해 생산자와 계약재배를 하기로 하고, 농작정착금과 생산량의 전량 수급을 약속하며, 2년의 재배 과정을 거쳐 오늘의 적무(보르도무)가 안정적으로 공급되었다. 국내 유일의 유기농 적무 재배 단지가 생긴 것이다.

식품 전문가가 인정하는 적무를 넣은 야채수의 맛은 깊고, 향도 좋았다. 2011년 5월부터 제품에 넣어 판매가 되고 있다. 적무를 넣은 야채수의 탄생! 작은 변화지만 큰 만족으로 나타나리라 확신한다.

인류에게 야채가 주는 긍정적인 힘은 아무리 강조해도 지나침이 없다. 야채수와 발아현미차가 환우의 건강을 회복하듯, 오늘의 연구를 기초로 면역에 도움이 되는 항산화력이 강한 야채 음료의 개발은 무한한 가능성을 갖고 있다. 흡수가 잘 되고, 부작용이 없는 친환경 야채음료로 다시 한 번 국민 건강을 살피고자 연구 노력을 지속할 것이다.

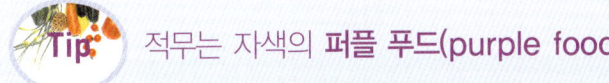

적무는 자색의 **퍼플 푸드(purple food)**

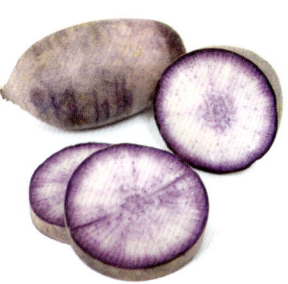

적무는 무 품종의 하나로, 피를 맑게 하고 심장병과 뇌졸중 예방 등에 도움을 주는 제6의 컬러라 불리는 퍼플 푸드다. 단맛이 강하고 육질이 단단하며, 우수한 안토시아닌 색소가 다량 함유된 기능성 무다.

한 뿌리에 70mg 이상 함유된 안토시아닌 성분은 생활습관병과 노화 방지에 도움이 된다. 적무와 같은 효과를 보이는 대표적인 식품으로는 블루베리, 적양배추가 있다.

04
VEGETABLES

입증으로 밝혀진
야채수 건강법의 숨은 파워

숱한 사람들에게 새 생명을 선물한 건강법 중 하나로 인기가 높은 야채수 건강법. 말기 암이 낫고 중증의 만성병에 효과를 나타내고…. 도대체 야채수가 우리 몸속에서 어떤 작용을 하기에 이 같은 기적이 일어날까?

다양한 실험을 통해 밝혀진 야채수의 진가는 다음의 몇 가지 점에서 그 해답을 찾을 수 있다.

:: 야채수의 숨은 파워 01
야채수는 활성산소를 없앤다

야채수의 진가는 우리 몸속에 생긴 활성산소를 제거하는 효과가

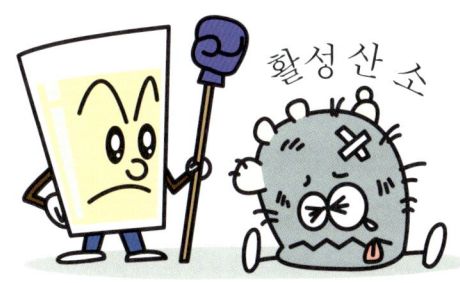

있다는 데 있다.

　활성산소란 조금 어려운 말로 하면 홀로 된 전자라고 할 수 있는데 이것은 우리 몸속을 휘젓고 다니는 무법자다. 조직을 녹슬게 하고 장기를 파괴하는 등 온갖 나쁜 짓을 일삼고 있기 때문이다. 활성산소는 라디칼 물질로 아무 곳에나 닥치는 대로 결합해 파괴시킨다는 의미다. 췌장세포, 당뇨, 피부, 신경세포, 위장벽, 모세혈관 등을 공격하여 암, 피부노화, 심혈관질환, 뇌혈관질환, 신경계질환, 당뇨 등을 발생시킨다.

　그런데 문제는 이러한 활성산소는 우리 몸속에서 늘 생길 수밖에 없다는 데 있다. 호흡을 할 때, 음식을 소화시킬 때, 혹은 운동을 할 때 수시로 생성되는 것이 활성산소다.

　따라서 건강하기 위해서는, 혹은 내 몸속의 조직이 손상되는 걸 막기 위해서는 활성산소에 대한 대책을 세우지 않으면 안 된다. 활성산소로부터 건강을 지키려면 야채 섭취는 필수다. 뛰어난 항산화 효과 때문이다. 야채에 풍부한 비타민 A·C·E 등의 성분은 활성산소를 제압하는 대항마로 꼽힌다. 그래서 사람들은 항산화 효과가 있다고 해서 비타민 C도 먹고 비타민 E도 복용한다.

야채수의 저력도 이와 결코 무관하지 않다. 우리 몸속에 생기는 활성산소를 제압하는 위력을 나타내기 때문이다.

그것은 야채수가 항산화 효과가 뛰어난 녹황색 야채인 무와 무청, 당근, 표고버섯, 그리고 우엉으로 만들어지는 까닭이다.

따라서 평소 장복하면 활성산소의 활동을 무력화시켜 노화를 막고 조직과 장기에 병이 생기는 것을 예방하는 효과가 있다. 특히 발아현미차를 꾸준히 음용하는 것도 큰 효과가 있다.

:: 야채수의 숨은 파워 02
야채수는 식이섬유의 보고다

야채수가 암에 좋은 이유는 식이섬유가 풍부하다는 점도 빼놓을 수 없는 특성 중 하나다. 식이섬유에 대해서는 잠시 이해를 하고 넘어가자. 그동안 식이섬유는 우리 몸의 구성성분도 아니고 에너지를 내는 성분도 아니라는 이유로 홀대를 받아왔다.

하지만 1971년 영국의 의사 버깃트가 유럽인과 미국 원주민을 비교 연구하여 "고도로 정제하여 식이섬유가 적은 식품을 많이 섭취하면 대장암에 걸릴 위험성이 높아진다."는 연구 결과를 발표하면서 사람들의 이목을 집중시켰다.

그 이후로 식이섬유의 진가가 새롭게 하나둘 밝혀지면서 오늘날

식이섬유는 제6의 영양소로 중요시 되고 있다. 비록 사람의 소화 효소로는 소화되지 않는 난소화성 성분의 총체로 정의되지만 반드시 섭취해야 할 영양소로 자리매김 되고 있다.

식이섬유의 섭취가 부족할 경우 변비, 비만, 충치, 대장암 등 각종 생활습관병을 유발하는 것으로 드러나고 있다.

이러한 식이섬유는 크게 두 가지로 대별된다. 물에 녹지 않는 불용성 식이섬유와 물에 녹는 수용성 식이섬유로 나눌 수 있다. 그 종류도 다양하고 생리작용도 천차만별이기 때문에 식이섬유는 단일식품을 집중적으로 먹는 것보다 여러 종류의 식품을 통해 섭취하는 것이 좋다.

그런 점에서 야채수는 가장 효과적으로 식이섬유를 섭취할 수 있는 방법이다. 야채수는 식이섬유의 보고인 우엉과 당근, 무, 무청, 표고버섯으로 만들어지기 때문이다. 이들 식품에 들어 있는 풍부한 식이섬유가 장운동을 촉진시켜 배변의 원활한 배출을 도울 뿐만 아니라 장을 세척하는 역할을 한다. 특히 농약 등 인체에 유해한 물질을 많이 섭취하는 현대인에게 섬유소는 꼭 필요하다. 섬유소는 각종 유해물질을 스펀지처럼 쏙 빨아들여 체외로 배설시켜 주기 때문이다.

그 결과 장내 환경이 쾌적해지는데 이것은 암 발생을 막고 각종 질병이 생기는 걸 예방하는 효과를 나타낸다. 장내 환경이 쾌적하고 깨끗하면 우리 몸의 면역력을 증강시켜 주기 때문이다.

:: 야채수의 숨은 파워 03
야채수는 약알칼리성 식품이다

　식품을 논할 때 흔히 산성식품이니, 알칼리성식품이니 하는 말들을 종종 한다. 그렇다면 산성식품은 무엇이고, 알칼리성식품은 어떤 식품일까?

　결론적으로 말해 산성식품이니, 알칼리성식품이니 하는 말은 그 식품에 인, 황, 요오드 같은 산 생성물질을 많이 포함하고 있느냐, 아니면 칼슘, 철, 칼륨 등 알칼리 생성물질을 많이 포함하고 있느냐의 차이다.

　따라서 산성식품과 알칼리성식품은 주로 어떤 무기질로 구성되어 있느냐에 따라 구별된다. 일반적으로 대부분의 야채와 과일은 알칼리성식품으로 분류되고 육류 및 생선류 등은 산성식품으로 분류된다.

　그런데 우리가 종종 듣는 말 중에 알칼리성식품을 먹어야 몸에 좋다는 말이 있다. 이것은 절반만 진실이다. 산성과 알칼리성의 균형이 조화를 이룰 때가 가장 이상적이다. 체액이 정상적인 균형을 이루지 못하면 질병에 대한 저항력이 떨어지고 신경계통이나 내분비계통의 기능에 이상을 초래하여 만병의 원인이 된다.

　특히 체액이 산성으로 기울어지는 것은 좋지 않다. 우리들이 겪는 질병의 약 70% 정도는 체액의 산성화에서 초래되는 것으로 알려져 있기 때문이다.

그런데 지금 우리의 식생활 습관이 도마에 올라 있다. 아이, 어른 할 것 없이 알칼리성식품보다는 산성식품을 더 많이 먹는 형태로 변질되어버렸다. 우리 몸속에서 산성이 되는 곡물과 육식을 많이 먹고, 비타민·무기질이 부족한 가공식품의 과다 섭취가 부른 폐해다.

그 결과 혈액이 산성으로 기울어지면서 탁해져 질병에 대한 저항력은 떨어지고 내장의 활동은 둔화되며, 신경의 작용도 나빠져서 당뇨, 고혈압, 동맥경화 등을 유발시키고 있다.

체액이 지나치게 알칼리화 되어도 문제는 있다. 위궤양이나 각종 암, 천식 등이 생기는 것으로 알려져 있다. 그러나 한 가지 다행인 것은 알칼리성이 과잉인 경우는 여분의 알칼리가 자연스럽게 장에서 배설되므로 그 피해가 적다는 점일 것이다.

따라서 되도록 먹는 것은 알칼리성식품을 많이 섭취하는 것이 좋다. 그래서 체액을 항상 약 알칼리성으로 유지하면 건강하게 사는 조건이 될 수 있을 것이다.

야채수가 현대인의 건강에 기여할 수 있는 점도 바로 이점일 것이다. 우리 몸의 체액을 약 알칼리성으로 유지해주는 효과를 나타내기 때문이다.

야채수의 재료인 무, 당근, 무청, 우엉, 표고버섯에는 칼슘, 나트륨, 칼륨, 마그네슘 등 다양한 무기질이 함유돼 있어 우리 몸을 약 알칼리성으로 만들어준다.

:: 야채수의 숨은 파워 04
야채수는 우리 몸을 따뜻하게 한다

흔히들 말하길 몸이 따뜻해야 몸이 산다는 말이 있다. 또 체온이 1도만 올라가도 우리 몸의 면역력은 5~6배나 활성화되는 것으로 밝혀지기도 했다. 이런 주장에서 하나같이 강조하고 있는 것은 몸을 따뜻하게 해야 한다는 것이다.

그 이유가 있다. 몸이 따뜻하면 면역력이 높아지고 혈액도 정화되어 건강한 몸이 되기 때문이다. 병에 걸리지 않는 몸이 된다는 말이다.

야채수가 이 시대 최고의 건강식품으로 주목을 받는 이유도 바로 여기에 있다. 우엉, 당근 등 우리 몸을 따뜻하게 해주는 뿌리채소로 만들어지는 것이어서 우리 몸의 체온을 높이는 데 특별한 효과를 발휘한다. 그 결과 암이 낫고 당뇨병이 개선되고 고혈압이 낫는 기적 같은 일이 일어나게 된다.

:: 야채수의 숨은 파워 05
야채수는 컬러푸드다

우리들이 매일 먹는 음식은 식품인 동시에 약이기도 하다. 특히 우리가 먹는 곡식과 과일, 채소의 색소 속에는 우리 몸에 유익한 작용을 하는 다양한 성분의 식물성 화합물이 숨겨져 있다. 이를 파이토케미칼(Phytochemical)이라고 한다.

이러한 파이토케미칼은 합성화학물질이 아닌 천연화학물질이며, 건강을 증진하고 질병을 예방하는 효과가 있어서 생명구조가 살아 있는 생리화학물질로 분류된다.

따라서 건강하려면 평소의 식단에서 다양한 색깔의 음식을 먹어야 한다. 그래서 일명 뜨고 있는 건강법이 컬러푸드 건강법이기도 하다.

과일과 채소가 띠고 있는 자색과 노랑, 오렌지, 파랑, 초록, 하얀색과 같이 짙고 선명한 색소 속에 주로 함유된 성분에는 강력한 항산화 기능이 있어 암을 예방해 주는가 하면 체내의 면역기능을 증진시키고 노화를 방지해 주는 효능이 있는 것으로 알려졌기 때문이다.

이와 같은 사실이 알려지면서 미국에서는 1991년도부터 국립암센터와 국립보건원 등 국가 기관의 주도 아래 '5 a Day 캠페인'을 전개하기도 했다. 이 캠페인은 하루에 5가지 색깔 이상의 과일과 채소의 섭취를 권장하는 식생활 개선 운동이다.

우리나라에서도 채소과일365운동이 전개되고 있기도 하다. 가족건강365운동본부에서는 하루에 3번, 6가지 이상의 채소 과일을, 5색으로 맞춰 먹으면 1년 365일, 가족 3대가 6대 암과 5대 생활습관병으로부터 벗어날 수 있다는 운동을 펼치고 있다.

따라서 건강하기 위한 식생활 요령에서 중요한 요소 하나는 다양한 컬러푸드를 먹는 것이고, 야채수는 이같은 컬러푸드의 결정체라고 할 수 있다.

녹색의 무청, 흰색의 무·우엉, 황색의 당근, 흑색의 표고버섯 등 5색 컬러가 총망라돼 있기 때문이다. 그런 까닭에 야채수는 파이토케미칼이 풍부한 대표적인 컬러푸드 식품이라고 할 수 있다.

■ 노란색의 옐로우 푸드(Yellow food) | 당근

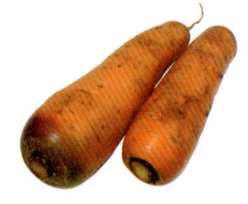

노란색을 띠는 과일이나 채소에는 베타카로틴이 들어 있는데 이 물질은 암과 심장질환 예방에 효과가 있는 항산화제다. 베타카로틴은 체내로 흡수되면 비타민 A로 전환되어 정자 형성, 면역 반응 등의 생리적 과정에 관여한다. 또 동맥경화, 백내장, 암 등을 예방하는 데도 도움을 준다.

■ 검은색의 블랙 푸드(Black food) | 적무·표고버섯

검은색 식품에 많이 들어 있는 안토시아닌은 빛의 자극을 전달하는 작용을 하는 로돕신의 재합성을 촉진하여 시력 회복에 우수한 힘을 발휘한다. 특히 시력 저하나 망막의 질환을 예방해주는 효과가 있다. 또 혈압 상승 작용을 하는 효소를 억제하여 고혈압을 예방하고 동맥경화나 심근경색, 뇌혈관장애를 예방한다.

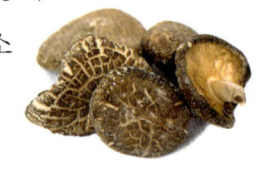

■ 하얀색의 화이트 푸드(White food) | 무·우엉

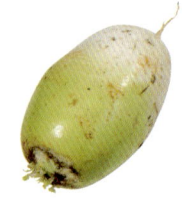

흰색을 띠는 식품은 신체의 면역력을 높여주고 유해물질을 몸 밖으로 내보내는 약효가 있다. 또 콜레스테롤을 낮추고 심장병을 예방하는 효과도 주목을

받고 있다. 특히 무, 배, 양파의 경우는 폐나 기관지가 약한 사람에게 아주 좋다.

■ 녹색의 그린 푸드(Green food) | 무청

녹색은 가장 강한 치료 효과를 가진 대표적인 색깔로 교감신경계에 작용해 신장, 간장의 기능을 도와주며 공해물질에 대한 해독작용도 강하다.

신진대사를 활발하게 하고 피로를 풀어주는 엽록소가 풍부해 우리 몸의 자연치유력을 높이는 데 효과적일 뿐만 아니라 피를 만들고 세포 재생을 도와 노화 예방에도 좋다.

현대인들에게 있어 가장 무서운 질병인 암의 고통에서 벗어나려면 평소 다양한 컬러푸드를 먹는 것이 좋다. 특히 다양한 컬러푸드의 집합체인 야채수 건강법을 꾸준히 실천하면 우리들의 삶은 보다 건강하게 유지될 수 있을 것이다.

■ 자색의 퍼플 푸드(purple food) | 적무

무 품종의 하나로, 피를 맑게 하고 심장병과 뇌졸중 예방 등에 도움을 주는 제6의 컬러로 불리는 퍼플 푸드다. 단맛이 강하고 육질이 단단하며, 우수한 안토시아닌 색소가 다량 함유되어 있는 기능성 무다. 한 뿌리에 70mg 이상 함유된 안토시아닌 성분은 생활습관병과 노화방지에 도움이 된다.

04. 연구 논문으로 밝혀진 야채수의 '힘'

VEGETA

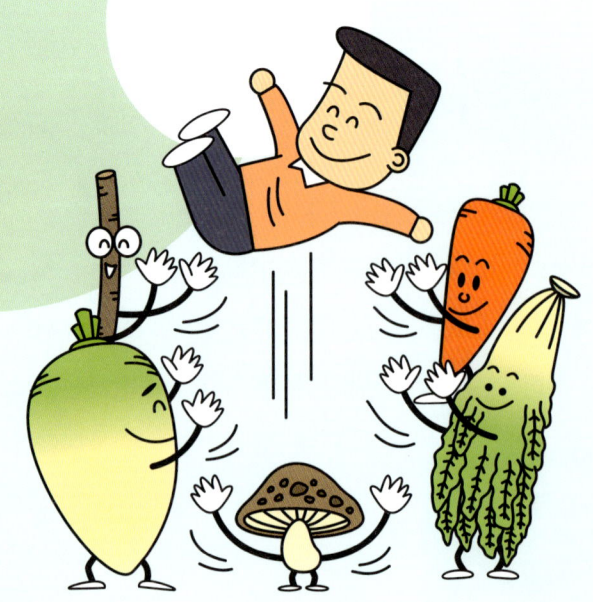

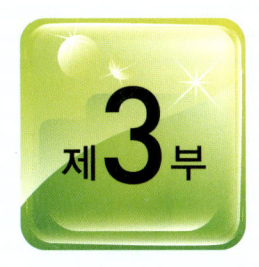

제3부

식품 전문가가
10년 동안 경험한
건강관리의 핵심

야채수는 식품이다. 상담실에서 접하는 고객들은 대부분 환우들이지만 건강에 대한 관심은 보통 사람들이라고 해서 예외는 아니다. 건강은 우리 모두에게 언제나 필수 관심사였고, 앞으로도 그럴 것이다.

그러다보니 건강관리 차원에서 야채수를 음용하는 사람들이 날로 늘어나고 있는 듯하다. 하지만 궁금해 하는 사항도 참 많다. "어디에 좋은지?", "건강과 어떻게 상관이 있는지?" 질문이 구체적이고 현실적이다.

그만큼 사람들의 눈높이가 상승된 탓일 것이다. 그래야 한다. 누구나 자기 건강에는 늘 관심을 가져야 한다. 그것이 자기 삶에 대한 최소한의 예의일 것이다.

결론적으로 말하면 우리의 마음만큼이나 복잡한 구조를 가지고 있는 것이 우리의 몸이다. 따라서 이러한 몸을 건강하게 유지하는 것도 말처럼 쉽지는 않다.

그 방법을 모색해 온 지 어언 10여 년. 그 세월의 산물로 나는 야채수 건강법에 인생을 걸었다. 그리고 감히 강조한다. 야채수의 다양한 이해를 통해서 건강관리의 새로운 패러다임이 구축될 수 있다고 확신한다.

한순간의 유행이 아닌, 우리 몸과 마음을 건강하게 지켜줄 야채수 건강법을 실천하면서 평소 내 생활도 한 번 점검해보자.

건강하게 사는 데 방해가 되는 요소들은 없는지 알아보고, 이들 문제점의 개선을 통해 건강하게 장수할 수 있는 길을 모색해보자.

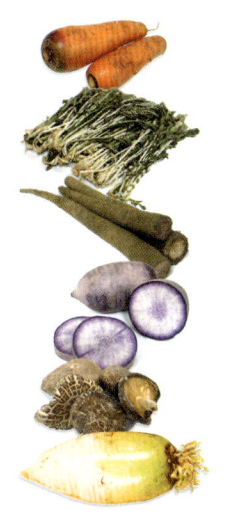

CHAPTER
05

질병과 식품
어떤 비밀이 있을까?

01
VEGETABLES

질병은 왜 생길까?
질병의 싹 8가지

태아는 2조 개의 세포를 가지고 신생아로 태어난다. 성인이 되면서 70~100조 개의 세포를 구성하면서 개체로 완성된다. 인체는 음식물을 섭취하고 영양소를 공급받아 소화 흡수한 뒤 에너지를 얻는다.

그러나 불규칙한 음식물 섭취나 인스턴트식품의 과다 섭취로 인하여 인체는 점점 면역력이 약화되어 가고 나중에는 질병이 오게 되며 각종 위험에 노출된다. 특히 요즘의 청소년은 인스턴트 및 가공식품에 길들여져 그 맛을 즐겨 찾다보면 더욱 인체는 질병이 올 수밖에 없는 요인을 갖추게 된다. 음료수에 들어 있는 각종 첨가물도 빼놓을 수 없는 요인이다. 인터넷 보급으로 더 많은 사람들이 운동할 기회를 잃게 되면서 이제 건강의 핵심 요소 가운데 운동을 빼놓으면 안 될 정도로 중요한 자리를 차지하게 되었다.

그 밖에도 환경이 안 좋아지면서 오염된 음식물을 섭취하게 되고, 이로 인한 폐해는 무섭게 나타나고 있다. 알레르기, 아토피로 고통 받고 있는 사람이 급증하고 있고, 화학조미료의 남용, 육류 섭취의 증가, 흰색음식(설탕, 조미료, 소금)의 증가 등으로 우리 몸은 소리 없는 비명을 지르고 있다.

설상가상 유전자 조작 콩·옥수수 등은 표기 없이 수입되고 있으며, 방사선 조사를 거친 식품들도 점차 늘어나고 있다는 사실은 우리를 더욱 경악케 한다. 그 결과가 너무나 뻔하기 때문이다. 각종 만성병과 난치병을 양산시켜 놓을 것이다.

이들 오염된 식품이 우리 몸에 들어가면 독이 된다. 독이 몸속에서 넘쳐날 때 건강하게 살 수 있을까? 그것은 연목구어와 같은 일이다. 결코 건강한 몸을 유지할 수 없다.

따라서 내 몸에 병을 만드는 원인은 항상 내 생활 가까이 있다. 내가 먹는 식품, 내가 사는 환경, 그리고 부정적인 내 마음이 내 몸에 병을 만들고, 건강을 잃게 하는 주범이다.

일상생활 속에서 내 몸에 질병의 싹을 틔우는 원인으로 반드시 경계해야 할 주범 8가지를 소개하면 다음과 같다.

∷ 질병의 싹 01 **부정적인 마음가짐**

우리의 마음이 편안할 때는 심장이 규칙적으로 뛴다. 그런데 만약 놀라거나 화가 났을 때는 쿵쾅거리며 빨리 뛰는 것을 누구나 경험해 보았을 것이다. 이때는 혈압도 올라가고 호흡도 빨라진다. 진땀이 흐르기도 한다.

이러한 내 마음의 변화는 내 몸에도 좋지 않은 영향을 미치게 된다. 그것은 결국 내 몸 깊숙이 들어 있는 세포 하나하나에도 스트레스가 된다. 그 정도가 심해지면 질병이라는 형태로 표출된다.

따라서 매사 느긋하고 희망적이고 긍정적으로 살자. 즐겁게 낙천적으로 생각하자. 그러면 내 몸도 긍정적으로 바뀔 수 있고 그런 긍정의 힘은 내 몸의 세포까지도 좋게 변화시키는 근원이 된다.

그런데 문제는 긍정적인 마음 갖기가 말처럼 쉽지 않다는 데 있다. 만약 당신도 그런 사람이라면 우선 자신을 믿고 긍정적인 이미지를 심는 것이 중요하다. 자신을 위로하고 격려하면서 '모든 것이 잘 된다'는 긍정적인 메시지를 계속 불어넣으면 무의식적인 영향을 받게 된다.

자주 웃는 것도 긍정적인 마음을 갖게 하는 데 효과적이다. 뇌운동 가운데 가장 좋은 운동으로 꼽히는 웃음은 스트레스 호르몬을 줄이고 심혈관 기능을 강화해 혈액순환을 돕는다. 평소 의식적으로 자주 웃는 연습을 해보자. 행복해서 웃기보다는 웃다 보면 행복해지는 것이 삶이라는 사실을 깨닫게 될 것이다.

여기에 한 가지 덧붙이자면 긍정적인 생각을 가진 사람들과 자주 어울리고 뭔가에 대한 지나친 집착과 욕심을 버리는 것도 마음의 평안을 찾는 데 큰 도움이 된다.

:: 질병의 싹 02 **올바르지 못한 식생활**

　오늘 내가 먹은 음식이 내 몸을 만든다는 것을 모르는 사람은 없을 것이다. 따라서 내가 나쁜 음식을 먹었는데 내 몸이 좋아질 리 없고, 좋은 음식을 먹었는데 내 몸이 나빠질 이유가 없다. 그래서 올바른 식생활은 건강을 지키는 바로미터다.

　그렇다면 내 몸을 건강하게 하는 올바른 식생활은 어떠해야 할까? 말할 것도 없이 우리 몸이 필요로 하는 필수 영양소를 골고루 먹는 것이다. 필수 영양소를 두루 섭취하기 위해서는 우리 땅에서 난 제철 자연식품을 골고루 먹는 것이 최선이다. 단, 음식물의 소화 과정에서 노폐물이 많이 발생하는 육류나 지방류의 섭취는 줄이고 채소와 과일, 잡곡류를 충분히 먹는다는 생각으로 식단을 짜는 것이 바람직하다.

　식품 공해가 심각한 오늘날 안전한 식품을 고르는 지혜도 필요하다. 농약을 사용해 생산한 농산물, 대량 밀집 사육해 항생제로 키운 육류나 양식 어류, 수입식품, 유전자조작식품, 화학조미료·방부제·유해 첨가물이 든 가공식품은 피하고 안전하게 생산된 자연식품을 주로 먹자. 자연식품을 단순하게 조리해서 먹는 것이 식품의 영양소와 생명력 손실을 줄일 수 있다. 비움은 곧 건강이다. 다시 한 번 강조하지만 병은 영양 과다, 영양 편향에서 온다.

　식사를 할 때는 적게 먹고 오래 씹는 것도 중요하다. 과식은 소화기관에 부담을 주고 소화기관에 정체된 음식물은 부패하면서 각 기관에 악영향을 미치기 때문이다. 특히 혈액을 오염시키고 질병을 부추기는 활성산소를 대량 발생시키는데 이는 유전자의 변질을 초래하는 직접적인 주범이 될 수 있다.

생수를 자주 마시는 것도 실천하자. 우리 몸의 신진대사를 원활히 하고 노폐물 배출을 촉진해 면역력 강화에 도움이 되기 때문이다. 그것은 결국 내 몸의 유전자 환경도 좋게 만든다. 어른의 경우 하루 2리터의 물을 식사 전후 시간대를 피해 조금씩 자주 마시는 것이 좋다.

:: 질병의 싹 03 건강하지 못한 주거환경

내 몸에 병을 만드는 주범 중 빼놓을 수 없는 것이 건강하지 못한 주거환경이다. 하루의 절반을 생활하는 곳, 그곳이 오염돼 있다면 결코 건강한 삶을 기대할 수 없다.

오늘날 우리 집에서 가장 문제가 되는 건강 방해꾼은 우리 집 곳곳에 범람하고 있는 유해물질이다. 외관상 화려해 보이는 오늘의 우리 집은 사실 온갖 유해물질의 집합소와도 같다. 건축자재와 가구, 생활용품은 각종 유해 화학물질을 내뿜고 있기 때문이다.

이러한 유해 화학물질은 내 몸속을 교란시키는 원흉이다. 호르몬 분비 체계를 혼란스럽게 하고 면역계, 신경계 등 우리 몸 전반, 구석구석에 악영향을 미친다.

내 몸을 이루고 있는 세포에게도 마찬가지다. 상처를 입히거나 변질시켜 각종 질병을 만드는 도화선이 된다.

:: 질병의 싹 04 만성적인 수면 부족

잠자는 동안에도 우리 몸은 바쁘다. 유해물질을 해독하고 세포를 재생하고 성장호르몬이 분비되는 등의 일을 한다. 이 일은 우리의 생명활동에 꼭 필요한 대사과정 중 하나다.

그런데 만약 잠을 충분히 자지 못하거나 야근을 많이 하거나 밤에 일하는 직업을 가지고 있을 경우 우리 몸은 잠자는 동안 해야 할 일을 미처 다하지 못하게 된다. 그 결과는 자못 심각하다. 우리 몸의 면역력을 저하시키기 때문이다. 이렇게 되면 내 몸의 건강 환경도 나쁘게 변한다. 그 결과 각종 질병이 생기게 된다.

:: 질병의 싹 05 운동을 하지 않는 습관

운동의 효과는 실로 크다. 혈액순환을 촉진하고, 혈액을 깨끗이 하고, 온몸의 세포활동을 강화하고, 심장을 튼튼히 하고, 근육과 뼈를 단련하는 효과를 나타낸다.

또 산소 섭취량을 늘려 각 장부의 대사활동을 활발히 하고 엔도르핀 같은 호르몬의 분비도 증가시켜 스트레스도 해소한다.

땀이나 호흡 등을 통해 내 몸의 노폐물과 유해물질을 배출하는 해독기능도 갖고 있다. 그야말로 우리 몸의 전반적인 기능을 모두 높여주는 것이 바로 운동이다. 그래서 내 몸의 건강을 최상으로 만드는 데도 운동의 힘은 실로 크다.

:: 질병의 싹 06 올바르지 못한 호흡

인간은 산소 없이는 한시도 살 수 없다. 우리가 먹은 음식물은 체내에서 연소라는 산화반응을 거쳐 탄산가스와 물이 되면서 에너지가 된다. 이때 산소가 부족하면 아무리 많이 먹어도 산화반응이 일어나지 않아 생명활동에 필요한 에너지를 얻을 수가 없다. 설상가상 에너지가 되지 못한 음식물은 불완전 연소되어 노폐물로 체내에 축적되고 유해한 탄산가스도 제대로 배출되지 않게 되면서 혈액을 오염시키고 신체 기능을 저하시키는 주범이 된다.

따라서 병에 끄떡 없는 몸을 만들려면 평소 우리 몸에 산소 공급이 원활하도록 올바른 호흡을 하는 것도 중요한 요소다. 내 몸을 건강하게 하는 올바른 호흡법은 산소를 충분히 받아들일 수 있는 깊은 호흡을 해야 한다. 갓난아기가 하는 복식호흡이 바로 깊이 숨을 쉬는 바른 호흡법이다.

복식호흡을 하면 횡격막이 오르내리고 복근이 움직여서 내장운동이 되어 장부의 기능이 원활해진다. 또 온몸의 혈액순환도 촉진된다. 호르몬 분비도 왕성해지고 자율신경이 균형을 이루기도 한다.

복식호흡을 하는 방법은 우선 척추를 바로 세우고 편안한 자세로 앉거나 선다. 숨을 내쉴 때는 아랫배에 힘을 주어 배를 쑥 넣으면서 천천히 길게 내쉬고, 그 반동으로 아랫배가 불룩해지도록 숨을 들이마시면 된다. 입은 다물고 코로 숨을 쉬며 들이마신 숨은 잠시 멈춘 채 있으면 보다 효과적이다. 하루 종일 호흡을 의식하는 것은 무리겠지만 짬짬이 연습을 하다보면 바른 호흡이 무의식적으로 습관이 될 것이다.

∷ 질병의 싹 07 즐겁지 않은 생활

좋아하는 일을 할 때는 면역력도 덩달아 올라간다. 즐거운 마음으로 하는 활동은 설령 그것이 좀 힘든 일이라고 하더라도 우리 몸에 부담을 주지 않는다. 정신적인 만족감으로 기분 좋은 피로감을 느끼게 해서 숙면을 취하는 데 도움을 주기도 한다. 따라서 하고 싶은 일을 하면서 사는 것이 내 몸의 건강을 좋게 만드는 원동력이 된다.

책임이 따르는 직업적 일을 마냥 즐겁게 받아들일 수 없다면 신나게 매달릴 수 있는 취미를 찾는 것이 좋다. 음악 감상, 애완동물 기르기, 댄스 등 자신이 좋아하는 취미활동을 만들어 몰두하다보면 심신의 건강에 도움이 될 것이다. 즐겁게 몰입할 있는 대상을 만드는 것이 내 몸을 건강하게 만드는 비결임을 잊지 말자.

:: 질병의 싹 08 자연에서 멀어진 생활

우리가 온갖 난치병으로 고통을 받기 시작한 것은 자연을 떠나오면서부터다. 자연 속에서 자연의 일부로 살았던 시절에는 우리 몸을 공격하는 유해물질들이 그렇게 많지 않았다. 따라서 지금 이 시점에서 우리가 반드시 되돌려야 할 것은 자연의 곁으로 돌아가는 것이다. 공해물질을 펑펑 쏟아내고 반자연적인 식품을 먹고, 편리함만을 좇아 자연과의 공존을 거부해서는 결코 건강해질 수 없다. 자연친화적인 생활 자체가 우리의 몸에 질병의 싹을 틔우지 않는 비결임을 명심하자.

깨끗한 햇빛과 맑은 물, 신선한 공기, 울창한 숲과 나무, 살아있는 흙 등 우리가 삶터에서 밀어낸 자연을 다시금 되찾아야 한다. 자연과 어우러져 자연의 순리를 따르며 자연스럽게 사는 것이야말로 건강한 몸을 만드는 지름길이며, 장수할 수 있는 비결이기도 하다.

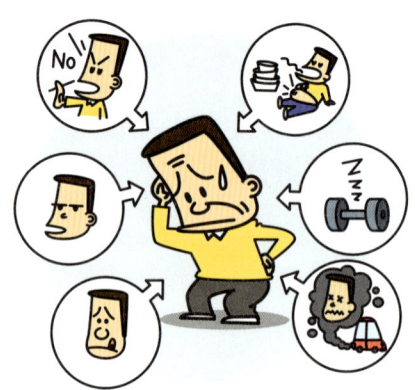

02

VEGETABLES

질병과 식품
어떤 비밀 있을까?

내 몸에 병을 일으키는 원인은 참으로 많다. 내 생활 전반에 포진돼 있는 모든 좋지 않은 조건들은 모두 다 내 몸에 병을 만들 수 있다. 그 중에서도 특히 잘못된 식생활 습관은 병의 직접적인 씨앗이 된다고 해도 과언이 아니다. 먹는 것은 곧 생명이기 때문이다. 무엇을 먹느냐에 따라 좌우되는 것이 우리의 건강이다. 또 같은 음식을 먹어도 어떻게 먹느냐에 따라 우리의 건강은 크게 영향을 받는다.

따라서 평소 무엇을 어떻게 먹느냐 하는 문제는 내 생명을 살리는 일이기도 하고 또 죽이는 일이기도 하다. 그래서 먹는 것은 곧 건강이다. 건강을 좌우하는 바로미터다.

질병은 결코 어느 날 갑자기 아무런 이유도 없이 생기는 것이 아니다. 암, 고혈압 등 난치성 질환은 두말할 나위도 없다. 단순한 감기, 설사까지도 그 발병에는 이유가 있다.

　감기의 경우를 예로 들어보자. 일반적으로 감기 증상이 나타나기 전에는 바이러스의 침투와 잠복기 등 최소한 7일 내지 14일의 시간이 필요하다.

　이 기간 동안 바이러스가 침투해도 내 몸의 저항력이 이를 능히 이겨낼 만한 힘이 있으면 감기 바이러스를 물리친다. 감기에 걸리지 않게 된다. 따라서 감기에 걸렸다는 것은 내 몸에 바이러스가 침투하기 좋은 조건이라는 것을 의미한다고 할 수 있다. 저항력이 없는 몸을 가지고 있다는 말이다. 그런데 이 저항력을 떨어뜨리는 원인은 대부분 내 생활 속에 있다. 특히 내가 먹는 음식이 크게 좌우한다.

　오늘날 예전에는 결코 볼 수 없었던 각종 만성병이 증가한 원인을 두고 그 원인을 찾기에 급급하다. 그 중에서도 가장 설득력 있게 강조되고 있는 것은 우리의 식생활 변화가 주범으로 내몰리고 있다.

　이것은 무엇을 말하는가? 먹는 것이 곧 생명이요, 건강이라는 것을 단적으로 입증하고 있다 할 것이다. 예방뿐 아니라 치료에 있어서도 식품은 그 역할을 톡톡히 한다. 의사들이 고혈압 환자들에게 약을 처방하면서 "죽을 때까지 먹어야 합니다."라는 말의 참의미는 "약으로는 고혈압이 치유될 수 없고, 혈압은 약을 먹을 때마다 일시적으로만 조절해 줄 뿐이기 때문에 하는 수 없이 죽을 때까지 먹는 수밖에 없다."는 뜻이다.

그 이유는 약물이 각 질병들의 원인을 제거해주지 못하고 일시적으로 증세만 조절해 줄 뿐이기 때문이다. 병균이 침투해서 걸린 질병은 항생제라는 약으로 그 질병의 원인이 되는 병균을 죽이면 원인이 제거되기 때문에 더 이상 항생제를 사용하지 않아도 된다. 또 영양 부족이 원인인 질병은 영양제만 먹으면 치유가 된다.

그러나 고혈압을 비롯한 여러 만성질병들은 그 원인이 유전자의 변질 때문이고 유전자의 변질은 스트레스, 생활습관, 식생활의 문제로부터 말미암기 때문에 이 원인들을 제거하지 않고 그냥 약만으로는 원인이 제거 될 수가 없다. 다만 일시적인 증세의 완화만 기대할 수 있는 것이다.

결론적으로 말하면 식품은 약 이상의 효과, 즉 원인 치료를 해준다고 정의할 수 있다. 그 근거를 알아보자.

∷ 식품에 숨어 있는 비밀

감기에서부터 고혈압, 당뇨, 암까지…. 각종 질병의 발생에 우리가 먹는 식품이 깊숙이 관여하고 있는 것으로 알려지면서 식품에 대한 우리의 인식을 새롭게 하고 있다. 과연 식품에는 어떤 비밀이 숨어 있기에 내 몸을 건강하게도 하고 병들게도 하는 것일까? 그 비밀을 알려면 우선 식품에 숨어 있는 힘을 알아볼 필요가 있다.

단적으로 정의하면 식품은 내 생명을 만드는 원료다. 내가 활동할 수 있는 에너지도 만들어준다. 그런 탓에 내 몸은 내가 먹은 식품대로 디자인된다. 내 몸에 좋은 식품을 먹으면 건강한 몸이 만들어지고, 그렇지 않으면 그 반대다. 건강을 해치기도 하고 병도 만든다.

따라서 식품은 내 몸 건강을 좌우하는 바로미터다. 식품 속에 들어 있는 다양한 영양성분은 내 몸속 조직이 원활히 작동될 수 있도록 도와주는 윤활유 역할을 담당하기 때문이다.

식품 속에는 무수히 많은 영양물질, 즉 비타민, 무기질, 단백질, 당질 등 이루 헤아릴 수 없이 많은 영양물질이 들어 있다. 이들 영양물질이 우리 몸속에 들어가면 건강을 회복시키는 치유제이고, 건강 유지제가 되며, 건강 증진제로 작용한다. 결코 만병통치약은 아니지만 우리 몸속의 물질대사를 촉진시켜 체내 환경을 개선시켜 줄 수 있는 제1의 물질이라고 할 수 있다.

그래서 식품이 우리 몸에서 하는 역할 중 대표적인 것은 크게 두 가지로 대별된다. 질병의 치유를 돕는 것과 질병의 발생을 예방한다는 것이다.

식품에는 다양한 생체조절물질이 포함되어 있어 생명체를 건강한 상태로 유지하거나 되돌리려고 하는 성질이 강하다. 그런 탓에 식품은 암 등 각종 질병 치유에 큰 도움이 된다. 특히 식품 속의 특정물질은 모자라는 것을 보충하고 남는 것은 적절하게 조절하는 능력이 있는데 이런 식품의 자동조절능력을 이용하면 활력 넘치는 생활을 할 수 있다.

식품은 질병을 예방하는 데도 큰 기여를 한다. 의료계나 일부 영양학자들은 채소나 과일 등이 질병 예방에 큰 기여를 한다고 보고 있다. 따라서 질병 예방 차원에서도 채소나 과일을 적극적으로 활용하는 것은 큰 도움이 된다. 하지만 식품에는 우리 몸에 좋은 식품이 있는가 하면 그렇지 않은 식품도 있다는 사실을 반드시 기억해야 한다.

::좋은 식품의 4가지 조건

우리 몸에 좋은 식품은 질병을 치유하고 또 병이 생기는 걸 막는 역할도 한다. 그렇다면 좋은 식품은 과연 어떤 식품일까?

한마디로 말하면 좋은 식품이란 우리 몸에 필요한 천연물질을 다량으로 포함하고 있는 식품이어야 한다. 대표적인 것이 항산화 영양소인 비타민 A·C·E, 유황화합물, 폴리페놀, 카로티노이드 등이 풍부해야 한다.

또 활성미네랄 성분인 칼슘, 칼륨, 나트륨, 철, 아연 등은 물론 효소도 듬뿍 들어 있는 식품이어야 한다. 이밖에도 인돌, 스테롤, 알칼로이드, β-글루칸, 엽록소, 수용성섬유소 등 수많은 영양물질이 포함되어 있어야 한다. 그 종류와 수는 과학으로 밝혀낼 수 없을 정도로 많지만 지금까지의 연구 결과 우리 몸속에서 중요한 역할을 담당하고 있는 식품의 영양성분, 그 비밀을 알아보자.

■ **식품에는 다양한 비타민이 들어 있다.** 비타민은 피나 살이 되거나 에너지가 되는 영양소는 아니다. 하지만 다른 영양소의 작용을

원활히 하고 체내의 여러 가지 생리현상을 돕는 필수 영양소다. 따라서 결핍되면 건강을 해치는 주범이 된다. 이러한 비타민은 식품을 통해서 섭취하는 것이 가장 좋다. 식품 속에는 비타민이 풍부하게 들어 있기 때문이다. 이것이 바로 우리가 식품을 반드시 먹어야 하는 이유다.

■ **식품에는 다양한 미네랄 성분이 들어 있다.** 식품 속에는 우리 몸에 꼭 필요한 다양한 종류의 미네랄도 들어 있다. 미네랄 또한 우리 몸의 기능 유지와 조절에 반드시 필요한 미량 영양소다. 비타민은 원소에서 만들어지는 유기화합물이지만 미네랄은 원소 그 자체다. 원소는 자연계의 모든 물질을 만드는 기본 단위로서 원소가 모여서 분자가 되며, 분자가 모여서 여러 가지 물질을 구성한다.

사람의 몸도 마찬가지다. 체중의 95%를 차지하는 주요 원소는 산소, 탄소, 수소, 질소의 4가지다. 나머지 5%는 체내에서 합성되지 않는 필수 원소로 이것을 미네랄이라고 부른다. 이러한 미네랄이 식품 속에 들어 있다. 따라서 식품은 우리 몸에서 합성되지 않는 미네랄을 공급하는 공급원으로서 중요한 의미를 지닌다 할 것이다.

특히 적절한 미네랄 공급은 각종 질병 치료에도 큰 기여를 한다. 일례로 암 환자의 경우 식품을 통해 칼슘, 게르마늄, 구리, 셀레늄, 마그네슘, 칼륨, 망간, 아연, 요오드, 황, 철분 등을 섭취하면 암 치료에 도움이 되는 것으로 알려져 있다. 식품을 통한 적절한 미네랄 공급은 우리 몸 세포의 활성을 위해서도 반드시 필요하다.

■ **식물 속에는 엽록소가 풍부하다.** 엽록소는 식물의 광합성 작용에 필요한 녹색색소로 우리 몸의 유전자 손상을 방지하는 작용을 한다. 지구상에 있는 모든 생명들은 이 엽록소에 의해서 유지된다. 자연 상태의 식물은 체내에서 노폐물을 만들지 않으므로 야생동물들은 질병이 없다. 그 이유 중의 하나가 바로 엽록소 때문이다.

우리 몸에서 혈액이 가장 중요하듯이 식물에서는 엽록소가 가장 중추적인 기능을 한다. 엽록소의 기능 중 가장 중요한 것이 조혈작용과 청혈작용이다. 피를 만들고 깨끗하게 하는 작용을 엽록소가 하고 있는 것이다.

암은 피의 오염에서부터 비롯된다. 암세포의 사멸을 위한 체내 환경조성의 최대 과제가 혈액정화다. 피를 깨끗하게 하고 새로운 피를 만들기 위해서는 엽록소가 풍부하게 들어 있는 식품을 적극적으로 먹어야 한다.

■ **식물에는 파이토케미칼이 들어 있다.** 향후 천연물질에 대한 연구는 파이토케미칼에 대한 연구가 될 것이다. 미확인 물질이 너무 많기 때문이다. 파이토케미칼은 식물 속의 화학물질을 뜻한다. 아스피린이 버드나무에서, 키니네가 키나라는 나무에서 발견됐듯이 식물에는 우리가 발견하지 못한 수많은 약리성분이 들어 있다. 그 중에서 일부 밝혀진 파이토케미칼에는 카로티노이드와 플라보노

이드, 유황화합물 정도다.

- **카로티노이드** : 노랑, 오렌지, 분홍의 색을 내는 지용성 색소로서 파이토케미칼 중 가장 널리 알려진 물질이다. 카로티노이드 농도와 동물의 최대 수명을 연구한 자료에 의하면 카로티노이드 농도가 높을수록 잠재 최대수명이 높은 것으로 나타났다. 이 연구에 의하면 카로티노이드와 인간수명은 밀접한 관련이 있는 것으로 보인다.

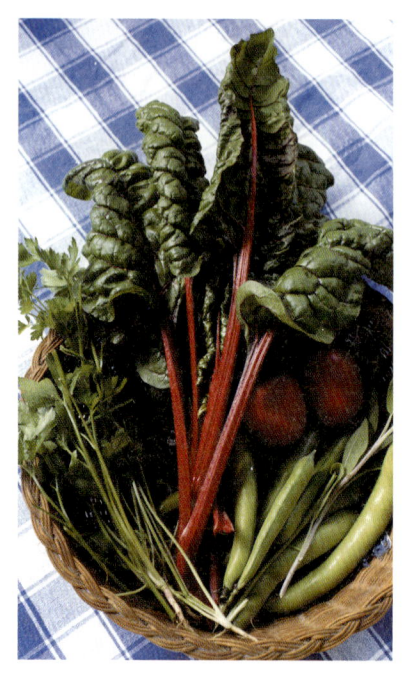

인체 조직 내에 카로티노이드 농도를 높이는 방법은 카로틴이 많이 함유된 음식을 충분히 섭취하는 것이다. 특히 당근에는 $\alpha \cdot \beta$-카로틴이 많이 들어 있다. 이러한 카로티노이드는 항산화작용에 의해 항암효과를 나타낸다.

- **플라보노이드** : 폴리페놀의 한 종류인 플라보노이드는 식물의 색과 향을 결정하는 수용성 식물화학성분을 말한다. 플라보노이드에는 수많은 파이토케미칼이 포함되어 있는데 안토시아닌, 레스베라트롤, 퀘르세틴 등이다. 이들 성분들은 강력한 항산화 효과로 항암작용을 한다.

- **유황화합물** : 양파나 마늘에는 독특한 향이 있는데 이 냄새는 유황아릴에 기인한 것이다. 유황아릴은 유황화합물의 일종으로 강력한 항암작용을 한다. 유황화합물이 풍부한 식품으로는 마늘, 양파, 양배추, 무, 순무, 브로콜리 등이다.

이렇듯 식품에는 다양한 영양물질이 들어 있다. 아직까지 밝혀지지 않은 미지의 성분까지 포함한다면 식품은 그야말로 내 몸을 살리는 보물과도 같은 것이다.

03

VEGETABLES

식품으로 알아본
야채수와 현미의 위력

앞장에서 말한 식품의 고유성을 담아내고 있는 식품이 바로 야채수와 발아현미차다. 이것은 약도 아니다. 단지 하나의 식품이다. 그것도 우리 생활 주변에서 손쉽게 구할 수 있는 지극히 평범한 식품 5가지로 구성된 것이 야채수다.

그런데 그 효능은 실로 놀랍다. 식도암을 이겨낸 비밀병기였다고 말하는 사람도 있고 직장암을 이겨낸 지금도 암의 재발을 위해 꾸준히 복용하고 있다는 사람도 있다. 이들이 이구동성으로 꼽는 것이 바로 야채수다. 하나의 식품인 야채수. 식품으로서 야채수에는 어떤 비밀이 숨어 있을까?

"병은 약으로 고친다." 라는 붐이 일 때 식품은 생명 보존의 최하위 개념으로 여겨졌다. 어떤 효과를 나타내고, 또 개선하는 기능이 아닌, 의식주의 하나로 식생활로만 그 가치를 국한시켰던 적이 있었다.

하지만 약의 장기 복용으로 나타나는 부작용은 또 다른 병을 키워낸다는 결과를 낳으면서 우리는 중요한 하나의 사실을 터득하게 되었다. 그것은 바로 "식품으로 못 고치는 병은 약으로도 못 고친다."는 것이다. 이것은 오늘날 불멸의 진리가 되었다. 이러한 인식을 하기 시작하면서 비로소 식품의 중요성이 강조되었고, 야채수와 발아현미의 영양 가치도 날로 새롭게 재평가되고 있다.

지금 이 시간에도 숱한 화제를 낳으며 관심을 모으고 있는 야채수는 다섯 가지 원재료를 이용하여 열수 추출한 다류 액상차라고 할 수 있다. 유기농으로 직접 재배한 야채를 가지고 야채의 고유 특성이나 효능을 살려낸 제품이다.

또한 풍부한 식이섬유는 노폐물을 체외로 배출하는 탁월한 효과가 있으며, 첨가물이 전혀 없고 흡수가 잘 되어 식사를 못하는 환자들에게 체력 유지 및 건강증진에 도움을 주고 있다.

■ 야채수를 음용하는 사람들
- 항암치료 중인 환자가 면역력을 증진시키기 위해
- 피부질환이나 체질개선을 위해 – 아토피, 건선, 알레르기
- 생활습관병 개선을 위해 – 고혈압, 당뇨, 비만, 뇌혈관, 심혈관
- 식이요법이나 대체요법으로 투병 중인 사람들
- 평소 건강관리를 철저히 하는 사람들

• 피로나 감기를 달고 사는 사람들

　야채수와 더불어 또 하나의 건강 물질로 쌍벽을 이루는 현미차는 야채수 건강법을 보완해주는 건강법이라고 할 수 있다.

　식품으로서 현미가 갖는 가치는 말이 필요 없을 정도다. 백미와 현미의 영양 가치를 비교해보면 그 차이는 확연히 드러난다. 손쉬운 일례로 현미밥 한 공기는 백미밥 100공기와 맞먹는다는 말도 있다. 그만큼 현미의 영양 가치는 절대적이다.

　무엇보다 우리 몸 건강의 기초는 음식물에 의해 좌우된다는 사실을 기억해야 한다. 그 중에서도 매일 먹는 쌀은 우리 건강의 총 기초다. 쌀을 올바르게 먹지 않으면 온갖 병이 생긴다. 이러한 쌀의 중요한 영양성분은 싹이 나는 씨눈에 들어 있고, 그 다음이 쌀겨다. 그런데 우리는 그 귀중한 씨눈과 쌀겨를 다 깎아내고 탄수화물 덩어리에 지나지 않는 백미를 먹는다. 그 때문에 영양불균형으로 온갖 병에 걸려 죽어가고 있다.

　쌀은 자연 그대로의 쌀, 현미를 먹어야 한다. 현미를 2개월가량 먹으면 혈액이 바뀐다. 그렇게 되면 얼굴색이 밝아지고 우리 몸을 구성하고 있는 세포가 다 바뀌면서 체질이 근본적으로 개선되어 각종 병도 낫는다.

　현미차는 현미의 영양 가치를 손쉽게 섭취할 수 있는 방법이다. 현미의 씨눈과 속껍질에 들어 있는 중요한 영양소를 아주 간편하게 섭취할 수 있어 무너진 건강을 바로잡을 수 있는 최고의 방법이라 할 수 있다.

- **현미차를 애음하는 사람들**
  - 간장질환과 관련된 환자, 당뇨, 자궁근종, 갑상샘 기능 저하증, 각종 암, 인슐린 분비가 원활치 않은 사람은 반드시 3~5개월 음용해야 한다.
  - 영양소를 충분히 공급받지 못한 사람 – 비타민 B_1, B_2, 리놀렌산, 올리자놀 등
  - 호르몬의 분비가 적거나 신진대사가 잘 안 되는 사람
  - 영양대사가 필요한 어린이나 청소년, 노약자

04
VEGETABLES

건강한 재료 구하기
친환경 농산물을 주목하자

건강식이란 다양한 영양소가 골고루 들어 있고 그 속에 포함된 균형 있는 식사를 말한다. 이 말은 균형된 식사를 하기 위해서는 건강한 재료를 구하는 데서부터 시작된다는 말과 일맥상통한다.

요즈음의 원재료는 대량 생산 체제 속에서 몸살을 앓고 있다. 크고 색깔이 좋아야 잘 팔리므로 질보다는 눈에 띄는 것에 더 치중하다보니 진정한 건강한 재료를 찾기 위해서는 직접 농가와 계약하거나 또는 친환경농산물에 의존할 수밖에 없다.

더군다나 오염된 환경과 잔류농약 등으로 재배된 농산물은 건강을 해치고 질병에 노출되는 것과도 직접적인 연관이 있다.

그래서 식품을 고를 때는 생산이력제, GAP(우수농산물), 무농약, 유기농 등 친환경농산물에 더 많은 관심을 두고 꼼꼼히 선별하여야 한다.

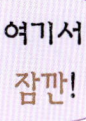

■ 친환경농산물이란?

소비자에게 보다 안전한 친환경농산물을 전문인증기관이 엄격한 기준으로 선별, 검사하여 정부(국립농산물 품질관리원)가 그 안전성을 보증해 주는 제도다.

환경을 보전하고 소비자에게 보다 안전한 농산물을 공급하기 위해 농약과 화학비료 및 사료 첨가제 등 화학제를 전혀 사용하지 아니하거나 최소량만을 사용하여 생산한 농산물을 말한다.

따라서 친환경농산물은 화학비료나 농약 등을 사용하지 않고 재배한 농산물이므로 안심하고 섭취할 수 있으며, 맛과 향이 좋고 영양가 함량이 높다. 또한 인공첨가물을 넣지 않아 신선도가 오래 지속된다.

- **생산이력제** – 생산자의 모든 상세정보나 전화번호, 원산지, 종자, 비료·농약 사용 성분, 질병 유무, 수확 시기를 공개하는 시스템이다.

- **GAP(우수농산물)** – 대한민국의 농림수산식품부가 지정한 제도로서 농산물의 안전성을 확보하기 위하여 농산물의 생산, 수확, 포장단계까지 철저한 관리를 통해 소비자가 안전한 농산물을 먹을 수 있게 인증해 주는 제도다.

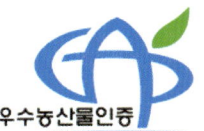

- **무농약농산물** – 우리나라의 친환경농산물 중 유기합성농약은 일절 사용하지 않고 화학비료는 가급적 권장 시비량의 1/3 이내를 사용한 농산물을 말한다.

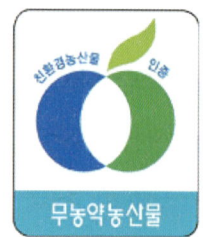

- **유기농산물** – 유기 합성농약(농약, 생장조절제, 제초제, 가축사료첨가제)은 일체 사용하지 않고, 퇴비 등 자연의 재료만을 사용하여 만든 농산물을 말한다.

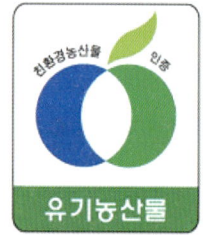

- **유기가공식품** – 가공식품에 부여되는 인증제도로 유기농 원료를 95% 이상 사용하여 유기적인 방법으로 가공한 식품을 농림수산식품부와 농산물품질관리원에서 철저히 점검하여 인증하는 제도다. 무첨가물, 무합성화학제, 물소독, 유기와 비유기 분리를 원칙으로 한다.

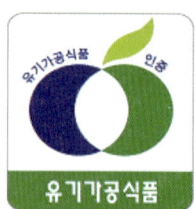

05
VEGETABLES

첨가물 범벅인 식품을 주의하라!

오늘날 우리가 먹는 대부분의 식품에 약방의 감초처럼 들어 있는 것이 식품첨가물이다. 식품위생법 제2조 제2호에 정의돼 있는 식품첨가물은 "식품을 제조, 가공 또는 보존함에 있어 식품에 첨가, 혼합, 침윤, 기타의 방법으로 사용되는 물질을 말한다."고 명명돼 있다.

현재 우리나라에서 사용되고 있는 식품첨가물은 대략 400여 종에 이른다. 이들은 ▶식품이 변하거나 상하는 것을 막기 위해 ▶식품의 품질을 유지하거나 향상시키기 위해 ▶식품의 조직감 부여 및 유지 등에 필요해서 ▶식품의 모양, 맛, 냄새 등을 좋게 할 목적으로 널리 사용되고 있다.

이러한 목적을 이루기 위해 개발돼 있는 식품첨가물은 그 종류도 다양하다. 오래 보관할 수 있게 한 방부제, 강한 단맛을 내는 감미료, 감칠맛을 내는 화학조미료, 색깔을 예쁘게 하는 합성착색료와 합성발색제, 빵을 부풀리는 팽창제, 지방 산화를 지연시키는 산화방지제, 세균의 번식을 막는 살균제 등 다양한 식품첨가물이 우리가 늘 먹는 무수한 식품에 활용되면서 우리의 시선을 끌고, 우리의 입맛을 사로잡고 있다.

이러한 식품첨가물은 허가된 적정량만 지키면 우리 몸에 무해하다는 논리를 앞세워 법적인 보호를 받고 있지만 이 말을 그대로 믿어서는 결코 안 된다.

날로 드러나고 있는 식품첨가물의 유해성은 오늘을 사는 우리들을 오싹하게 만든다. 거의 대부분의 가공식품이나 인스턴트식품에 들어 있는 방부제는 중추신경 마비를 일으킬 수 있고, 위염·간·발암 위험까지도 초래할 수 있다는 주장이 제기됐기 때문이다.

달달한 맛을 내는 감미료도 마찬가지다. 소화기나 콩팥장애, 발암 위험 등 다양한 증상을 야기시킬 수 있는 것으로 보고되고 있다. 특히 모든 음식에 들어 있는 화학조미료는 천식이나 우울증, 현기증, 어린이 뇌손상까지 초래할 수 있다는 연구 결과가 발표돼 우리를 경악케 하고 있다.

어디 그뿐이겠는가? 합성 착색료는 소화장해나 아이들의 집중력 결핍, 행동장애, 알레르기 등을 유발할 수 있고, 산화방지제는 콜레스테롤 상승, 발암성 유발, 유전자 손상 등 그 부작용 사례가 끊임없이 제기되고 있는 실정이다.

이 같은 유해성 논란은 실제로 우리가 먹는 식품 하나하나를 두고 따져보면 훨씬 더 충격적이다. 따라서 되도록 첨가물이 많은 가공식품, 인스턴트식품은 먹지 않도록 하자.

식품에 가장 많이 쓰이고 있는 첨가물

용도	특징	종류
보존료 및 살균제 (음료류)	유해미생물 발육억제	안식향산나트륨, 소르빈산, 프로파온산
산화방지제 (캔)	산화방지	디부틸히드록톨루안(BHT), 부틸히드록시아니솔(BHA), 몰식지산프로필
착색료 (음료, 캔)	색상을 만듦	타르계색소, 카라멜, 삼이산화철
발색제 (햄, 소세지)	식품성분과 반응하여 색을 만듦	아질산나트륨, 질산나트륨
조미료 (양념류)	맛을 냄	MSG 구연산, DL-알리닌, 글루타민산나트륨
산미료 (음료류)	신맛을 냄	사과산, 주석산, 호박산, 젖산
감미료 (가공품)	단맛을 냄	소르비톨, 아스파탐, 스테비오사이드
유화제 (음료류)	액체를 혼합시킴	레시틴, 글리세린지방산 에스테르
팽창제 (빵)	부풀게 함	탄산수소나트륨, 황산알루미늄염
피막제 (과일)	과일의 저장성 향상	초산비닐수지, 몰포린 지방산염
밀가루개량제 (밀가루)	표백과 글루텐숙성	과산화벤조일, 브롬산칼륨, 고황산암모늄

내가 진짜 하고 싶은 말은 이 곳에 있다. 나와 직원들의 산 경험이라고 할까?

시대의 변화에 맞는 접근방식이 필요함을 절실히 느낀다. 현대의학과 자연요법 중 하나를 선택하는 데 있어 핵심은 우리 몸의 원리에 맞게 접근해야 한다는 점이다. 원본 야채수 건강법에서 제시한 방식만을 고집하는 것이 아닌, 시대의 변화에 맞는 접근방식이 필요하다.

사람은 단순한 물건이 아니다. 생각하고, 느끼고, 판단한다. 건강을 말하기 위해서는 인간의 구조를 먼저 풀어야 할 것이다.

사람은 육체와 정신을 소유한다. 인간의 정신적 구성요소는 인격체적 접근이 필요하다.

이성, 감정, 의지 등 다양하게 접근하는 것이 진정한 건강관리의 접근임을 강조하고 싶다.

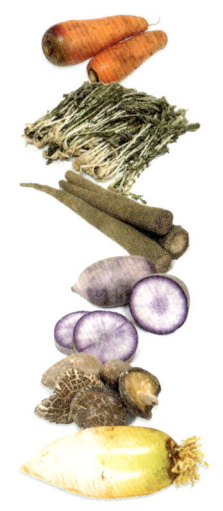

CHAPTER
06

현대의학과 자연요법이 상생하는 길

01
VEGETABLES

암 진단을 받았다면
통합적 관리 가이드를 작성하라!

급한 불은 끄고 봐야 한다는 말이 있다. 하지만 과연 그 불이 큰불로 번질 수 있는지 오히려 그냥 둬도 꺼질 수 있는 불인지 이 선택은 중요하며, 어느 누구도 쉽게 내릴 수 없는 결정이다. 일례로 암이라는 병증의 진단을 받으면 선택은 필수이며, 때로는 급박하여 환자의 의견을 듣기보다는 의료진의 강권이나 가족들의 결정으로 속히 결단을 내려버린다.

하지만 암은 짧게는 5년, 길게는 10~20년을 함께 살아온 내 몸의 일부로, 공생하면서 자리를 잡아왔고, 유기체인 인체는 암의 세력에 그 자리를 조금씩 내어주면서 생명 유지에 온갖 힘을 써왔다. 진단을 받았다고 해서 일순간의 급작스런 변화가 있는 것이 아니므로 급한 불을 끄듯 외과적인 수술을 몰아붙이는 일은 현명하지 않다.

 내 몸에 맞는 치료방법을 구체화해야 한다. 먼저 통합적 관리 가이드를 작성하라! 환자의 나이, 병증의 진행 정도, 체력, 보호자의 환경과 마음가짐, 경제활동 여부, 경제적 수준, 적정 병원, 정보와 지식 공급처, 심리적 불안감을 공유할 수 있는 동호회, 대체요법에 대한 구체적인 계획을 세워 환자와 충분한 소통을 통해 환자가 스스로 이해하고 치료방법을 선택할 수 있도록 유도하는 것이 좋다. 그러기 위해서는 첫째, 환자의 나이를 고려해야 한다. 나이는 실제 나이와 건강 나이가 있다. 70세를 넘어 80세를 바라본다고 할지라도 건강한 노인이 있는가 하면, 실제 나이에 비해 건강 나이 70세의 노인 체력도 있다. 건강 나이에 맞게 병원치료를 선택해야 한다. 건강 나이가 70을 넘었다면 병원치료의 선택은 더욱 신중하여야 한다.

 수술과 항암, 방사선 치료는 면역저하로 찾아온 암을 고치기 위한 시도로 너무 무리가 되지 않는지 반드시 살펴야 한다. 이때 가족 간의 충분한 소통이야말로 절대적으로 필요하다.

 둘째, 병증의 진행 정도는 초기에서 4기를 지나 말기까지 다양하며, 암의 종류에 따라 2기라 할지라도 안전하지 않은 경우도 있고, 3기라도 간단한 수술로 완치가 가능할 수 있다. 무작정 병원치료를 거부하지 말고, 신중하게 의사와 상의하라는 뜻이다. 정확한 진단을 통해 진행 여부를 결정해도 늦지 않다.

 셋째, 진단을 받으면 병증의 진행 정도와 상관없이 경제 활동은 가급적 중단하고, 1년 정도 생활습관 개선과 치료에 전념해야 한다. 생활환경 변화 없이도 '외과적인 치료를 거듭하기만 하면 치료가 된다.' 라는 오만한 생각을 할 수 있다. 암은 몸에서 보내는 신호로 생활습관과 사고방식을 개선하라는 경종으로 받아들여야 한다. 제발! 평생의 1년을 투자하라! 어떤 투자보다 수익이 높은 결과를 낳을 것이다. 10년 동안 키워온 암, 1년 동안 최선을 다해 관리한다면 유전자는 살아나 암보다 강한 자연 살상력을 발휘하여 반드시 제압하게 된다. 그러면 당신은 승리자가 될 수 있다.

넷째, 정보화 시대에 출처를 알 수 없는 정보의 범람 속에서 정확한 정보 공급처를 확보하는 것은 곧 심리적 불안감으로부터 벗어나 치료에 자신감을 갖는 중요한 관리 포인트다. 다양한 논란 속에서 산업적인 역학관계에 따라 정보는 가공되기도 한다. 이해관계가 없는 동호회나 카페와 연계하여 정보를 공유하고, 심리적 불안을 소통하는 것도 좋은 방법이다.

다섯째, 대체요법과 병원치료 중 어떤 것을 선택할 것인가를 결정하기에 앞서 두 가지 방법에 대한 공부에 몰입해야 한다. 자신의 성격, 경제 상황, 보호자의 활동성, 보호자와의 관계 등을 철저히 고려하여 선택한다.

이런 철저한 계획은 정확한 방향성을 제시하며, 치료가 끝나는 시점까지 어떠한 변수가 생긴다 할지라도 든든한 풋대 역할을 할 것이다. 어려움을 통해 가족과 자신의 소중함을 깨닫게 된다면 그것 또한 큰 결실이다.

02

VEGETABLES

현대의학과 자연요법의
적절한 타협점을 찾아라

10년 동안 상담을 해 오면서 한 가지 답을 얻은 것이 있다. 그것은 곧 현대의학과 자연요법의 적절한 타협점 찾기가 잘 될 때 완치를 경험하는 승리자가 될 수 있다는 것이다.

"병원에서 하라는 대로 해야 해요."라고 하면서 어떤 식품도 거부하고 병원치료만 집중하는 경우도 있고, 반대로 "병원에서 하라는 대로 해야 해요."라고 동일하게 말하면서 적당한 육식과 풍부한 채식을 곁들이며, 힘든 식사를 힘겹게 시도하면서 소화가 잘 되는 보충식품을 찾아 적극적으로 섭취하는 경우도 있다. 이는 병원치료의 방법도 의료진마다 차이가 있다는 뜻이다.

현대의학과 자연요법(대체요법)의 장단점을 살펴보면 의료 혜택을 받을 수 있는 병원치료의 장점은 안정적인 관리 시스템의 구축, 치료 결과의 수치화로 확인이 가능하다. 의료진과 영양관리가 체계적으로 이뤄져 있다.

자연요법(대체요법)은 원인 파악 및 개선으로 정상 면역의 손상 없이 치유되며, 2차적 병증의 유발을 막을 수 있다. 적극적인 도전으로 발병 전보다 더 건강한 생활을 영위할 수 있는 장점이 있다.

지금은 자연요법으로 암을 치료한다고 해도 어느 누구도 반대하지 않는다. 현대의학만이 최고라고 고집하지도 않는다. 수술과 항암의 비용이 치료법에 따라 과도한 경제적 부담을 주고, 표적 위주(암) 치료는 정상 면역을 손상하여 병원치료 이후 건강 회복이 늦어질 수 있다.

자연요법 또한 비용 부담은 동일하며, 의료보험이 되지 않는 치료가 많다. 과정과 결과에 대한 입증이 명확한지 살펴야 한다. 두 방법의 장단점을 조율하여 타협점을 찾아 치료를 시작하는 것이 중요하다.

통합적 관리 가이드를 작성하고, 두 방법의 적절한 타협점을 찾아 적극적인 실천으로 암을 극복하는 멋진 승리자가 되기를 바란다.

03
VEGETABLES

정상 면역을 지키는
통합의학을 지향하라

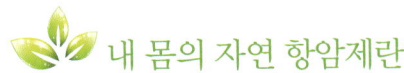 **내 몸의 자연 항암제란?**

암세포는 하루에 약 400개에서 5000개까지 모든 인간의 몸에서 매일 생기고 있다. 만약 암세포가 우리 몸의 면역세포에 의해 자연치유가 일어나지 않는다면 우리 모두는 암환자가 되고 만다. 결국 인간이 살아 있다는 것도 매일 자연치유력이 발동되고 있다는 뜻이다.

인간의 몸속에 면역체계를 구성하는 백혈구들이 있고, 그 중에 T-세포라는 특수한 백혈구가 있다. T-세포 속에 '자연항암제'를 생산하는 유전자가 있으며, 이 유전자에서 자연항암제가 생산되어 암세포들을 죽이고 암의 자연치유가 일어나게 되는 것이다.

따라서 면역세포는 무병장수의 일등공신이다. 암의 접근을 막는 방위병 역할을 한다.

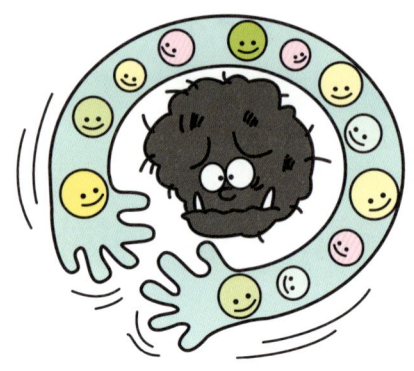

:: 항암제와 면역세포

만약 우리가 암에 걸렸다면 암을 향해 쏘는 2대의 대포를 가정해 볼 수 있다. 하나는 항암제이고 또다른 하나는 면역세포다. 이 중에 항암제는 아군과 적군을 구별 못하는 대포라면 면역세포는 정확히 암만을 찾아 죽이는 대포라고 할 수 있다.

현대의학에서 보는 항암치료의 근본 이론은 암세포를 완전히 죽이면 완치로 본다. 그러나 이 이론 자체가 모순이며 오류다. 아무리 암세포를 완벽하게 제거해도 암세포는 매일 또 다시 생기며, 아무리 현대의학적인 항암치료로 완벽하게 100% 암세포의 제거가 이루어졌다고 할지라도 T-세포 속의 자연항암제를 생산하는 그 유전자가 다시 켜지지 않는 한 자연치유가 다시 일어날 수가 없다. 따라서 자연치유가 작동되지 않는 한 암의 완벽한 치유는 있을 수가 없는 것이다.

그러므로 현재 행해지고 있는 현대의학적인 항암치료는 유전자의 회복과는 거리가 멀다. 다시 말하면 자연치유력, 즉 유전자의 작동 메커니즘을 고려하지 않은 자연 순리에 역행하는 치료라고 결론 지을 수 있다.

증세 치료로는 일시적으로 성공적일 수가 있기는 하다. 하지만 또 다시 자연치유가 시작될 수 있도록 환자를 도와주지 않는 한 매일 새롭게 생성되는 새로운 암세포들로부터 자유로울 수 없다. 따라서 그 치료 결과는 비극적일 수밖에 없다.

독한 항암제가 암세포를 표적 치료하여 없애는 것까지는 좋은 성과를 냈다고 할 수 있다. 하지만 그 다음에는 더 큰 문제가 기다리고 있다. 병원치료 이후 몸을 지켜내야 할 면역세포들까지 모조리 없애버렸으니, 항암을 마치고 난 후 건강은 그야말로 바람 앞의 등불과 같이 위태로워진다.

항암의 최종 목적은 암세포를 얼마나 죽였느냐 보다 정상 면역이 얼마나 살아 있느냐가 관건이다. 진정한 치유는 백혈구의 T-세포 안에 입력된 자연항암제 생산 유전자가 다시 활발히 활동하여 암을 제압할 수 있도록 항암 중에도 대체요법을 철저히 실시하는 것이 중요하다.

::항암제로부터 정상 면역을 지키는 방법

화학요법이나 방사선은 암세포를 죽이기도 하지만 세포에 독(毒)으로 작용하기도 한다. 영양상태가 양호한 암 환자는 화학요법이나 방사선으로부터 건강한 세포를 보호하고 암세포들은 약물에 더욱 취약하게 만들 수 있다. 즉 적절한 영양은 화학요법과 방사선이 암에만 더욱 특이적으로 작용하게 만들어서 환자에게는 피해가 덜 발생하도록 만드는 것이다.

일반적인 식사로는 소실된 면역세포를 빠르게 회복하기에는 부족하다. 이때 1차 가공되어 소화 흡수가 원활한 친환경식품을 충분히 섭취하는 것이 좋다. 항암제로 인하여 소화, 배설, 해독, 순환 기능이 극도로 약화된 상태에서 소화가 잘 되는 현미차나 야채수는 흡수 및 영양대사가 잘 되어 에너지 대사가 활발해지게 한다. 이는 곧 운동도 할 수 있게 되고, 운동을 하게 되면 소화력, 배설력이 높아져 회복이 빨라지는 결과로 이어진다.

이렇게 정 순환이 반복되면 과도한 면역 소실 없이 항암을 무사히 끝낼 수 있다. 또한 끝낸 후에도 정상 면역이 안정적인 수치에 올라와 있기 때문에 잔여 암의 기전들이 활동할 수 없게 된다. 이는 곧 재발을 막는 좋은 방법이기도 하다. 여기서 한 가지 당부하고 싶은 것은 농도가 진한 건강보조식품이나 첨가물이 많은 제품은 피하고, 순수 야채 및 순수 단백질(콩류, 생선류) 등을 섭취하는 것이 좋다는 것이다.

::자연치유력+항암치료로 통합의학을 지향하라

이미 항암을 시작했다면 통합의학을 지향하라는 것이다. 1971년 미국의 닉슨 대통령이 암과의 전쟁을 선포한 이후 암 치료제 개발에 수천 억 달러를 투입하였다. 암 환자들은 희망을 걸고 기적의 암 치료제가 개발되기를 손꼽아 기다렸지만 결과는 참담한 패배였다. 만약 그 돈을 환경운동에 썼다면 암 환자가 훨씬 투병하기 좋은 환경이 됐을 것이라는 생각이 든다. 현대의학적인 모든 방법을 동원하고도 결국 암 환자의 생존율은 높이지 못했으며 연구에 참여한 대부분의 의사들은 암에게 사실상 패배를 인정하지 않을 수 없었다.

이처럼 의학적인 처치만으로는 암 치료의 한계성만을 절감한 채 현재는 통합의학적 접근이 필요하다는 인식이 고루 확산되어 가고 있다. 암 치료에 대한 현대의학의 한계성이 명백해지면서 자연치유 쪽으로 관심을 가지는 학자들도 늘고 있다. 자연치유의학 분야의 연구와 활동에서 세계적인 명성을 얻고 있는 하버드 의대 출신 앤드류 와일(Andrew Weil) 박사는 암 환자가 알아야 할 두 가지 점을 지적하고 있다. 한 가지는 "의사들은 병에 대해서는 해박하지만, 건강에 대해서는 무지하다."는 것이다. 그리고 나머지 하나는 "당신이 치유될 수 없다고 말하는 의사나 병원에 치료를 맡기지 말라."는 것이 그것이다. 늘 강조하는 것이지만 설사 암에 걸렸더라도 충분히 건강을 찾을 수 있으며, 그 길을 가기 위해서는 의사의 조언이나 치료만으로는 상당히 부족하다.

현대의학과 대체의학, 혹은 자연치유의학 등을 구분하여 판단하거나 평가하지 마라. 자연의학은 현대의학이 풀지 못하는 수많은 숙제를 풀어가고 있다. 진정한 의사는 "병원치료는 여기까지입니다. 나머지 면역력과 생체항상성, 그리고 자연치유력을 통해서 당신의 몸에서 암세포를 뿌리째 뽑기 위해서는 이제 당신이 해야 할 일만 남았습니다. 여기서 계속 병원치료를 받는다고 해서 암이 완치될 수 있는 것은 아니며, 자칫 잘못하면 오히려 더 악화시킬 수도 있습니다. 그것은 병원치료가 궁극적으로 암 환자의 면역력이나 자연치유력, 그리고 항상성을 원상복구 시킬 수 있는 방법이 아니기 때문입니다. 따라서 이제부터 당신이 어떻게 투병하느냐에 따라 암 치료를 할 수 있느냐, 없느냐가 결정됩니다. 적절한 식이요법과 자연요법을 통해 위의 3가지 요소(면역력, 자연치유력, 항상성)를 복구시키도록 하세요."라고 할 수 있어야 한다.

04
VEGETABLES

암은 내 몸의 일부…
마음을 강하게 하라

사람은 누구나 건강하게 오래 살고 싶어한다. 하지만 피해 갈 수 없는 관문처럼 어느 순간 질병이 소리 없이 찾아온다. 이때 누구든 당황하고 할 말을 잃는다. 그 병증의 위급 정도에 따라 조금의 차이는 있을 수 있으나, 병원과 가까이 해야 할 상황이라면 마음부터 무거워진다.

특히 암 진단을 받게 되면 그 두려움은 겪어보지 않은 사람은 결코 상상이 안 된다. 또한 그 진단을 받아들이는 마음도 다양하여, '재수가 없어서, 누구 때문에, 하필이면 나한테, 살 만큼 살았는데 등' 이겨내는 방법을 찾기보다는 비관적 숙명을 받아들이는 상황이 되곤 한다.

하지만 암은 절대 재수가 없어서, 사람을 가려가면서, 나이를 따져서 찾아오지 않는다. 그것은 오히려 참으로 다행한 일이다. 병은 원인을 반드시 가지고 있다는 뜻이니 말이다. 이제부터 우리는 그 원인에 맞는 대처법을 알아야 한다.

먼저, 병증에 대한 공부를 해야 한다. 이를 통해 병증의 발병 원인을 정확히 이해하면 막연한 불안감에서 벗어날 수 있다. 이때 가벼운 접근보다는 전문서적을 한두 권 정도 두세 번에 걸쳐 반복하여 몰입 학습하는 것이 좋다. 왜냐하면 투병 중에 조금만 통증이 찾아와도 의욕을 잃고, 방향성을 놓치기 쉽기 때문이다. 지피지기면 백전백승이라는 말을 꼭 기억하자.

둘째, 가족과 지인에게 알린다. 위로와 대화는 심리적인 안정을 주고, 긍정적인 정보는 투병 의지를 강하게 한다. 또한 가족과 지인의 보살핌과 격려는 어떤 명약, 명의와 비교할 수 없다.

셋째, 내 몸에 찾아온 질병과 친구가 되어야 한다. 적이 아니라 동행해야 하는 필연적 관계이므로 동행하고, 받아들이는 마음으로 대처한다. 처음부터 적으로 대적하게 되면 질병은 더욱 살려고 몸부림을 치게 되며, 인체 세포 또한 고통과 약물의 중독으로 점점 힘을 잃게 된다.

넷째, 통계를 깨라. 특히 한국인들은 숫자와 통계에 의존하며, 공동적 민족성으로 통계에 나타난 수치를 비관적으로 받아들여 처음부터 의욕을 상실하는 경우가 있다.

이왕 통계에 의존하고 싶다면 성공한 통계를 분석하라. 승리한 분들이 어떤 방법을 실천했는지 면밀히 살펴 통계를 깨는 주인공이 돼야 한다.

　다섯째, 못 먹어서 생긴 것처럼 과도하게 먹는 것에 집중하지 말라고 권하고 싶다. 식품을 찾을 때 친환경 먹을거리와 야채 등 체질개선 식품을 먹는 것이 좋다.

　여섯째, 진실되고, 선하며, 아름다움을 사랑하라! 마음은 솔직하고 진실될 때 평안을 느낀다. 착하고 겸손하라. 풍요로운 자연을 즐기듯 아름다움을 마음에 두고자 노력해야 한다. 그동안 잠깐이라도 부렸던 호기와 아집이 있었다면 과감히 버려라. 겸손하고 온유하고, 주어진 환경을 인정하고 즐겨라!

　성경에 보면 "자기의 마음을 다스리는 자는 성을 빼앗는 자보다 나으리라(잠언 16:32)."라는 말이 있다. 이 말씀은 그 만큼 자기 관리를 하는 것은 중요함을 강조하고 있다. 결국 인간이 태어나서 아프고 죽는 것은 어느 누구도 대신할 수 없는 일이다. 그러므로 질병이 찾아오면 동행하는 마음을 가져야 하고, 친구가 되며, 손님을 맞는 마음이 필요하다. 약을 복용하고 병원에서 치료 받는 것만을 건강관리의 상식으로 알고 있으니 사실 그것이 전부는 아니다.

　그리고 많은 암 환자, 성인병 환자들을 대할 때마다 꼭 당부하는 말은 "서로를 인정하세요. 그리고 현실 속에서 서로 살아가는 방법을 찾아내고 질병과 인체 모두 아픔을 나눠야 합니다."라는 것이다. 그러면 반드시 회복할 수 있다. 그 후 인스턴트식품은 멀리하고 자연식을 실천하며, 자기 관리, 균형 잡힌 식생활을 실천하면 우리 인체는 비로소 건강을 되찾게 되리라 굳게 믿고 있다.

실천이 없는 지식은 불안감만 쌓을 뿐 전혀 도움이 되지 않는다는 것을 명심하고, 다음에 안내된 방법을 하나씩 실천해 보기 바란다.

::암 진단을 받았을 때 01
지성의 만남-정보를 찾아 원인을 알고 시작하라

여러 번 반복하는 것은 강조한다는 의미로 중요하다는 뜻이다. 절대 잊지 말자. 암 환자와 가족은 의사보다 더 많이 알아야 산다. 그래야 선택의 폭을 넓혀갈 수 있고 또한 최선의 선택을 할 수 있다. 항암을 마쳤다고, 1기로 수술이 잘 되었다고 완치가 되었다고 장담해서는 안 된다. 암은 내 몸에서 보내는 신호에 불과하다. 수술이나 항암제, 방사선 치료 등은 암의 무게를 줄여줄 뿐이지 근본적인 치료법은 아니다.

따라서 근본적인 치료를 위해서는 원인이 된 것을 변화시켜야 한다. 몸을 구성하고 있는 각 기관이나 조직의 역할과 기능을 공부하여야 한다. 더불어 각 기관의 기능을 향상시킬 수 있는 다양한 방법을 익혀 이를 실제 적용할 수 있어야 한다. 우리 몸의 생명메커니즘을 움직이고 있는 것은 면역력, 생체항상성, 자연치유력인데 이들 세 가지 생명메커니즘은 각 기관(장기) 간의 상호 원활한 조정과 균형에 의해서 유지된다. 우리 몸은 하나의 유기체이며 특정 기관 하나만을 떼어놓고 판단하는 것은 잘못된 접근법이다. 간암이라고 간에만 치중해서 치료해서는 안 된다는 것이다. 그래서 병원 외적인 치유법에 대해서도 관심을 가지고 책을 읽어야 한다.

　암 치료에 있어서 주의와 주장이 난무하고 당신은 어떤 것을 선택해야 할지 알지 못하는 경우가 대부분이다. 그러니 부단히 공부하고 선험자들에게 물어보고, 전문가들을 괴롭히는 일만이 가장 선택을 잘 할 수 있게 한다. 서점을 내 집 드나들 듯하라. 책을 읽다가 궁금한 사항은 저자에게 물어라. 책을 통해 첫 번째 해야 할 일은 치료그림을 그리는 일이다. 몸과 마음을 온전히 치유할 수 있는, 세상에 하나밖에 없는 당신만의 프로그램이 필요하다.

:: 암 진단을 받았을 때 02
삶에 대한 의지력을 가져라

"호랑이에게 잡혀가도 정신만 차리면 산다."라는 속담에 등장하는 호랑이 같이 갑작스럽고, 감당하기 힘든 상황을 겪을 때가 있다. 순간적인 재치나 지혜를 발휘하여 급박한 상황을 모면한 경험이 있다면 그 말은 바로 나의 경험담으로 기분 좋은 이야기로 입에 오르내리게 된다. 갑작스런 암 선고는 지혜를 모아야 하는 급박한 상황이다. 하지만 말기 암이라도 슬퍼하지 말 것이며, 초기 암이라도 방심하지 말아야 한다. 병원에서 치료할 수 없다고 죽음을 의미하는 것은 아니며, 병원에서 암 치료를 무사히 마쳤다고 해서 암 치료가 끝난 것도 아니다. 설령 시한부 3개월 진단을 받았더라도 그 말을 믿는다면 그대로 실행될 것이지만 '내 생명을 의사가 판단하는 것은 잘못된 일, 나는 충분히 살 수 있어.'라고 생각하는 사람은 생명의 기적을 만들어 낼 수 있다. 수술이나 항암치료가 잘 끝났다고 암 치료가 모두 끝난 것으로 생각하는 것은 매우 위험하다. 병원치료는 긴긴 암 투병을 위한 첫 단추를 끼운 것일 뿐이다.

만약 오늘 암 진단을 받았다면 다음의 내용을 잘 숙지하여 암 투병의 승자가 되기를 바란다.

암 진단으로 절망과 분노, 슬픔, 우울증 등의 감정이 당신의 몸을 에워싸도 당신은 살아야 할 이유가 있고 또한 충분히 살 수가 있다. 깊은 데서 나오는 억울과 슬픔은 억누른다고 없어지지 않는다. 빛과 기쁨과 희망으로 채워 넣을 때 자연스럽게 암울함을 빠져 나올 수 있다.

메타인지, 즉 자아를 투영하는 시간을 가져라. 이때 자신의 삶에 대해 비관적인 생각을 버리고, 그동안 수고해 온 자신을 따뜻하게 보듬는 위로와 격려의 시간을 가져야 한다. 한 차원 높은 객관적인 눈으로 자신을 뜨겁게 사랑하라. 타인의 위로가 아닌 스스로를 위로하라!

보이는 곳마다 자신감을 북돋우는 멘트를 적어 용기를 얻어라. 어린아이처럼, 장난스럽게, 때로는 유치하다 할 정도로 순수해져라. 꼭!! 자신을 위로하고 격려하면서 '모든 것이 잘 된다.'는 긍정적인 메시지를 계속 불어넣으면 무의식적인 영향을 받게 된다.

:: 암 진단을 받았을 때 03

감성의 안정 – 신나는 음악을 듣고, 웃고 살자!

음악은 빛이다. 마음속에 감춰두었던 슬픔, 아픔, 억압을 몰아내는 빛이다. 성경에는 다윗이 사울 왕의 우울증을 하프 연주로 치료했다는 이야기가 나온다.

음악이 인간의 영혼에 긍정적인 영향을 미친다는 뜻이며, 심리치료, 긴장 완화, 편안함, 안정, 생동감 등 음악의 힘은 다양하다. 치료뿐 아니라 예방의 차원에서도 적극 활용된다. 과학적으로 밝혀진 바에 의하면 음악은 뇌의 다양한 영역에 자극을 준다고 한다. 특히 환우들을 분석해 보면 내성적인 여성들이 스트레스 조절을 잘 하지 못하고, 내면에 억눌려버리기 때문에 유전자의 활동을 떨어뜨리는 아드레날린과 활성산소의 활동으로 병이 생기게 된다.

자연의 소리, 동요, 사랑노래, 클래식, 가요, 샹송, 찬송가, 즐겨 부르거나 듣는 음악을 큰소리로 불러라. 손뼉을 치면서 크게 웃어라. 자신감과 활력이 넘치는 자신을 바라볼 때 힘이 생길 것이다.

노래는 몸의 양적 에너지를 증폭하여 산삼을 먹는 효과를 발휘한다고 한다. 엔도르핀, 도파민, 세로토닌의 분비를 촉진시켜 환자의 통증을 경감하고, 스트레스 관리 및 분노, 우울 등 정서조절을 원활히 하며, 우리의 뇌파를 변화시키고 면역 체계를 강화하는 효과가 있다.

내 안에 잠자고 있는 진(眞), 선(善), 미(美) 찾아라! 복잡한 인관관계를 정리하고 정신과 육체에 혼란을 일으키는 갈등을 없애야 한다. 미움이나 증오의 감정, 집착이나 이기심 등은 모두 버려야 한다. 만족하고 감사하고, 사랑하라. 회복을 향한 도전은 아름답고 숭고하다. 남아 있는 가족을 위해 최선을 다하라. 그 도전이야말로 지금까지 당신이 해왔던 어떤 변화보다 아름답고 숭고하다. 값진 열매를 맺을 것이다. 끝까지 자신을 격려하고 칭찬하라. 좌절하는 당신의 모습을 보는 가족의 마음은 고통으로 힘들어 하는 당신보다 더 아프다는 것을 명심하라. 결과에 집중하기보다 치유 과정에서 가족애와 사랑을 다시 한 번 경험하라.

05
VEGETABLES

생활습관을 개선하면
암은 없어진다

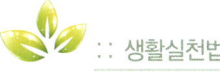 :: 생활실천법 01

건강한 유기농 식단을 먹자

우리가 늘 먹는 음식이 우리를 만든다. 우리를 만드는 음식을 잘못 쓰면 우리 몸은 불량자재로 만든 건축물과 같게 된다. 망가질 수밖에 없다.

따라서 암을 예방하는 방법이 궁금하다면 평소 내가 먹는 식단을 어떻게 차릴 것인가에 대한 고민이 반드시 선행되어야 한다. 물론 식단만으로 암을 100% 예방할 수 있다고 말할 수는 없다. 하지만 한 가지 분명한 것은 식단의 개선 없이 암을 예방하고 또 치료한다는 것은 어불성설이다.

적극 추천하고 싶은 항암식단은 별 것이 아니다. 현미잡곡밥을 먹고 제철에 나는 유기농산물을 먹으며 전통발효식품을 적극적으로 먹는 것이 좋다. 늘 산과 바다, 들에서 제철 음식을 채취하여 밥상에 올리도록 해야 한다. 각종 색색의 야채는 면역력 덩어리다. 몸을 따뜻하게 하는 뿌리식품을 많이 섭취하도록 하자. 유기농식품인 야채수와 현미차야말로 최고의 식품이다.

:: 생활실천법 02
화학물질을 떠나 자연으로~ 향하자!

미국의 건강재단 이사장인 원더 박사는 "암의 90%가 화학물질이 원인이다."라고 주장하였다. 우리 생활 곳곳, 그 영향이 미치지 않는 곳이 없을 정도로 화학물질은 지금 우리 생활 전반을 점령하고 있다.

생각지도 못한 곳에서 때로는 화려하고 예쁜 모습으로 치장돼 있기도 하고 때로는 달콤한 맛 속에 그 정체를 숨기고 있기도 하다. 자동차 배기가스, 공장 매연과 폐수, 담배, 다이옥신과 벤조피렌 등 생활 곳곳에 존재하면서 건강을 위협하고 있다. 소화기를 통해 몸속으로 들어오는 식품의 착색료, 감미료 등도 지속적으로 축적되면 암을 일으키는 것으로 알려져 있다.

이렇게 열거해 보면 우리 생활 곳곳에 발암물질은 쌓여 있다. 우리가 마시는 공기, 밟는 토양, 매일 먹는 음식 등 우리의 일상생활은 아침에 일어나는 순간부터 화학물질과 첫 대면을 해야 하고 온 종일 함께 지내지 않으면 안 되도록 되어 있다.

하지만 주거지를 이동하는 것은 쉬운 일이 아니다. 환경적 제약을 갖고 불안해 할 필요도 없다. 매일 가까운 공원에서 조깅이나 걷기를 하고, 주말이면 산행을 하면 된다. 일반 가정에서는 공기청정을 해주는 다양하고 아름다운 화분을 관리하는 것도 좋다. 피톤치드와 음이온, 풍부한 산소를 맘껏 호흡할 수 있는 자연과 어울림의 시간을 자주 갖는 것이 좋다. 따스한 햇볕, 맑은 공기, 깨끗한 물, 싱그러운 풀과 나무, 이런 것들이 당신의 암 치유제가 되어야 한다.

암은 혐기성 성장을 하는데 이는 산소를 싫어한다는 뜻이다. 이에 반해 건강한 세포들은 호기성인데 산소를 필요로 한다는 뜻이다. 그래서 암은 깨끗한 산소가 잘 공급되어 있는 조직을 싫어한다. 암은 산소를 싫어하므로 횡격막을 이용하여 심호흡(깊은 호흡)을 하여 인체조직에 충분한 산소를 공급해주면 암세포를 제거하는 데 상당한 도움을 준다.

암 환자에게 여건이 허락된다면 공기 좋은 산(해발 200~600m)으로 들어가라고 하는 이유가 여기에 있다. 대자연의 기본질서를 이해하고 그에 맞추어 생활을 바꾸는 일이 무엇보다 중요함을 인식하기 바란다. 자연은 당신의 몸속에서 잠자고 있는 치유력을 깨워 암을 물리치는 전사가 되니 지금 당장 숲으로 발길을 돌려라.

∷ 생활실천법 03

햇볕 아래서 운동을 하자

　환경 파괴로 피부 관련 병증이 증가하면서 햇볕은 점점 우리가 멀리 해야 할 피해 요인이 되어버렸다. 하지만 햇빛은 아직까지는 무한한 장점을 가진 생명의 근원이라고 할 수 있다. 햇볕 아래서 운동을 하는 것은 물질대사를 촉진시키는 것과 세포활성을 유도할 목적으로 암환자에게 있어서 필수적인 요소다.

　과격한 근력운동은 피하고, 유산소운동을 하면서 오전 햇볕을 즐기자. 그러면 혈액순환 및 소화력을 높이며, 우울증을 예방하고, 수면 및 행복 바이러스라고 불리는 엔도르핀, 세로토닌의 생성을 도와 즐거운 생활을 영위할 수 있다.

　운동은 인간의 공격 본능을 약화시키고, 스트레스가 해소되며 마음이 편안해지는 것을 느낄 수 있다. 또한 지속적인 운동은 매사에 자신감을 갖게 하여 원만한 대인관계를 형성한다. 사물을 능동적이고 긍정적으로 바라보게 되고 근육의 긴장 상태를 적절하게 이완시켜 마음을 편안하게 해주는 효과가 있다.

　이때 내 몸에 맞는 운동을 해야 한다. 무리를 할 경우 요산의 분비 및 활성산소 생성으로 피로감을 느낄 수 있다. 체력이 약하여 외부 활동이 어려운 경우에는 실내에서 맨손체조, 스트레칭, 명상, 복식호흡 등을 하는 것도 좋다. 운동은 질병 예방과 치료 목적으로 필수 요건이다.

운동을 하면 면역 효과도 있다. 운동 초기나 적당한 운동을 한 후에는 면역에 관련된 세포들의 수가 증가하고 기능 항진이 된다. 하지만 과도한 훈련은 피로를 가중시켜 간염, 뇌막염, 감기 등의 유행성 바이러스 감염에 쉽게 걸릴 수 있다. 적당한 운동만이 면역력 증강에 도움을 줄 수 있다. 특히 규칙적인 운동을 계속하면 체조직의 구성을 변화시켜 근육, 뇌, 신경, 폐, 심장, 순환계 등의 기능을 향상시키고 비만을 예방할 수 있다는 점도 빼놓을 수 없다.

적당한 운동은 산소 운반 능력을 증가시켜 심장근육이 강화되고, 수축력과 박출량을 많게 하며, 혈관의 탄력성을 높인다. 또한 폐기능 강화 및 흡입한 공기 중에서 산소를 분리시켜 혈액 속의 적혈구에 전달하는 능력이 원활하여 근지구력도 좋아진다.

무엇보다 운동은 자기 자신의 능력을 시험해 보게도 하여 강한 자신감, 긍정적이고 진취적인 사고를 형성하는 데도 도움을 준다.

이외에도 당대사와 지질대사를 개선하고, 인슐린 감수성 개선과 포도당 대사 개선 및 체중 감량의 효과를 주며 지질대사 개선으로 HDL-콜레스테롤을 증가시킨다.

평소 적당한 운동을 꾸준히 실천하자. 운동을 하면 유전자를 변화시키고, 활성화된 유전자는 암세포까지도 적극적으로 공격하여 투병 전보다 건강한 몸으로 만들어준다.

06
VEGETABLES

암을 예방하고 치료 돕는
똑똑한 식사요법

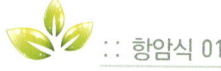
∷ 항암식 01

유기농 식품의 치유력을 믿어보자

　암에 대한 정답은 놀랄 정도로 단순할 수 있다. 미국의 두뇌가 뛰어난 연구자들은 30년 동안 450억 달러를 써가며 암 치료와 관련된 복잡한 문제들과 씨름했다. 그러나 자연은 수천 년 동안 그 딜레마를 풀고 있었다.

　우리 모두가 언제나 암에 걸리지만 유기농 식품 속에 있는 마법의 성분들이 암을 물리칠 수 있도록 도와주고 있었던 것이다. 표고버섯의 레티난, 베타글루칸(AHCC), 당근의 베타카로틴, 무청에 풍부한 비타민과 무기질, 장과(漿果 : 딸기류)에 들어 있는 엘라직 산

(ellagic acid)은 암세포의 '자살'을 유도한다. 토마토에 있는 라이코펜(lycopene)은 암 성장을 억제할 수 있게 돕는다. 콩 속에 있는 제니스테인(genistein), 푸른 잎채소에 있는 글루타티온(glutathione), 마늘에 있는 S-알릴 시스테인(S-allyl cystein) 등과 수많은 컬러푸드 속에 숨은 물질들이 21세기의 새로운 천연 항암제로서 과학적인 입증을 받았다.

제약회사들이 임상실험을 하는 데 걸리는 7년이라는 세월을 기다릴 필요도 없고, FDA의 승인을 기다릴 필요도 없다. 많은 독작용을 가지고 있으면서도 한 달 치 가격이 몇 백만 원씩 하는 약들을 의사가 처방해주기를 기다리지 않아도 된다. 이들 기적의 항암제는 집 근처의 식료품 가게나 친환경 면역식품 전문점에서 당신을 끈질기게 기다리고 있다.

- 음식은 가능한 자연 상태로 먹거나 영양 파괴가 없는 조리법을 선택한다.
- 장이 받아주는 한 여러 색깔의 컬러푸드 채소를 먹는다.
- 신선한 유기농으로 재배한 채소를 먹는다. 소화력이 떨어진다면 야채수로 대체하면 최고식품이 된다.

:: 항암식 02
깨끗한 물을 1.5ℓ 마셔라

맑은 물을 의미하며, 하루에 8컵 이상의 물을 마심으로써 노폐물을 배설하게 하고 몸의 신진대사를 원활하게 한다. 오염되지 않은 생수만으로도 족하며 가장 좋은 것은 야채·과일즙을 일정량 섭취하여 물을 대체하는 것도 좋다.

더욱이 물은 인체의 중요 성분으로 약 70%가 물로 구성되어 있으며, 생명현상도 여러 가지 물질이 물에 녹은 수용액에 의해서 일어나는 화학변화가 복잡하게 얽힌 것이라 말할 수 있다. 세계보건기구(WHO)는 깨끗한 물을 마시면 현재 앓고 있는 질병의 80%는 제거할 수 있다고 단언하고 있다.

물 한 잔으로 하루를 시작하자. 아침에 기상하자마자 마시는 물은 밤새 몸속에 축적된 노폐물을 씻어주면서 위의 활동을 촉진시킨다. 특히 위장이 나쁜 사람에게는 좋은 약이 된다.

뇌혈관이 막히는 뇌경색이나 심근경색은 아침에 발병하기 쉽다. 잠자는 동안 땀으로 수분을 잃어 혈액의 농도가 높아지기 때문에 혈액의 흐름이 순조롭지 않기 때문이다. 아침에 적당량의 물을 마시는 것은 이를 방지하는 방법이다.

풍부한 산소와 영양분을 공급받은 세포는 그 활동이 왕성하고, 세포간의 교류도 활발하여 자가면역에 저항력이 높아진다.

나이가 어릴수록 몸에서 수분이 차지하는 비중이 크다. 반면에 나이가 들어가면서 체내의 수분 함유량은 줄어든다. 신진대사가 원활하지 못하여 신장 기능이 떨어지게 되면서 몸 밖으로 내보는 수분의 양이 증가하기 때문이다.

수분이 올바르게 공급되지 않으면 노폐물이 잘 배설되지 않게 되고, 신진대사도 원활하지 않게 되며, 혈액의 농도도 짙어져 심혈관계 질환을 일으키기 쉽다. 특히 노인들은 탈수증이 되지 않도록 수분을 적당량 섭취해야 한다.

물을 많이 마시는 것은 쉽지 않은 도전이다. 하루에 한 컵부터 시작하여 서서히 2~8컵까지 점진적으로 양을 늘려가는 것이 좋다. 한꺼번에 많은 양을 마셔서 목적량을 채우기보다는 소량씩 식사와 30분 간격을 두고 서서히 음용량을 늘리는 것이 좋다.

:: 항암식 03
항암 식사요법을 실천하라

식사요법은 비싼 건강보조식품 등을 통해서 하는 것이 아니다. 우리 주위에 널려 있는 흔한 채소나 과일, 그리고 야생초, 해초

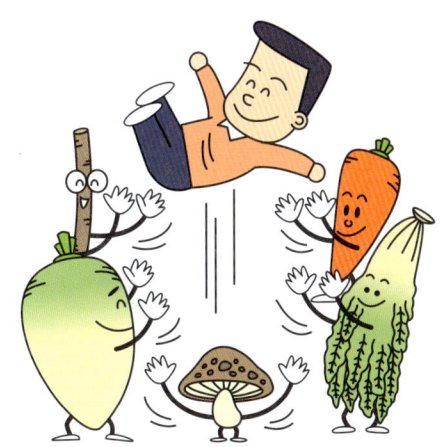

류 등으로 하는 것이다. 그것들을 적절히 자신의 몸 상태에 맞춰 조합하면 그 어떤 약보다도 좋다. 진단을 받으면 마치 못 먹어서 병이 생긴 것처럼 각종 식품을 찾아 섭취한다. 이것은 절대 피하라.

적당한 단백질 보충을 위해서는 콩, 두부, 된장, 청국장, 생선 등을 먹도록 한다. 그 대신 고열량, 고지방, 고칼슘 식사는 피하여 적정한 영양 섭취를 지켜야 한다.

암의 원인 또한 지나친 영양 섭취가 활성산소를 분비하여 세포의 활동력을 떨어뜨렸기 때문이다. 따라서 병을 예방하고 낫게 하는 식사요법의 핵심은 노폐물 배설과 체질 개선에 방향을 맞춰야 한다.

암을 이기는 식사요법이 산삼이나 최고가의 건강식품에 있다면 얼마나 서글픈 일이겠는가? 어려운 형편에 짓눌려 죽음만 바라보

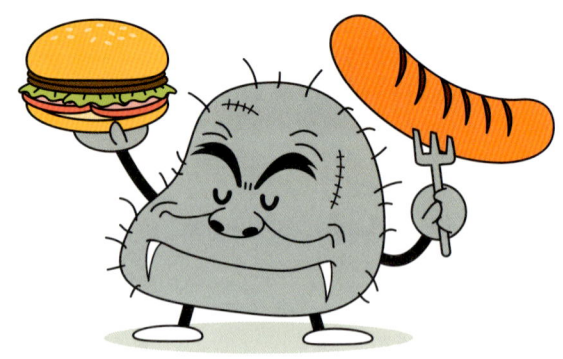

는 상황이면 말이다. 그러나 참으로 다행스러운 것은 돈이 들지 않는 방법이 있다는 것이다. 내가 먼저 변화하고, 야채를 많이 먹고, 많이 웃으면 된다. 오늘도 하하하~ 웃으며 살아보자.

:: 항암식 04
암을 굶겨라

암은 설탕을 먹고 산다. 과학자들은 이것을 '편성 포도당 대사체'라고 부른다. 암세포가 이용하는 연료를 줄임으로써 암의 성장을 늦출 수 있다. 현대인들은 늘 달콤한 음식과 음료를 많이 먹고 있다. 이로 인해 혈중의 포도당 농도가 항상 높게 유지되어 암, 당뇨, 고혈압, 심장병, 그리고 곰팡이 감염증과 같은 많은 질병이 야기된다. 혈당을 일정하게 높이는 식사를 하면서 암을 물리치려고 노력하는 것은 산불을 끄려고 애쓰고 있는데 옆에서 기름을 뿌리는 것과 같다.

단음식을 중단하면 여러분은 지금보다 훨씬 더 많이 단음식에 대한 욕망을 느낄 것이다. 하지만 그것을 이겨내고 끝까지 참아내야 한다. 불편함을 참고 앞으로 나아가야 한다. 생선과 채소들을 식사의 주요 식품으로 삼아라. 과일은 신선한 것으로 다른 음식과 섞어서 섭취한다면 혈당을 별로 증가시키지 않을 것이다.

:: 항암식 05
현미 오곡과 채식하기

모든 곡식은 알곡의 형태로 섭취해야 한다. 그러나 씨눈이 살아 있는 알곡의 형태로는 저장이 짧기 때문에 생명을 간직한 껍질과 씨눈을 벗겨내고 먹는 경우가 많다. 그래서 곡류에서 얻어야 할 가장 중요한 영양소인 비타민 B군과 비타민 E가 곡류에서 사라지게 된 것이다. 이렇게 해서 '영양 자살' 행위가 버젓이 행해지고 있으나 식품업계에선 이를 호도하느라 정신이 없다. 이를테면 껍질과 함께 먹는 알곡 형태의 식사가 농약 등 중금속 축적을 일으킬 수 있다는 논리가 그것인데 실험 결과 이는 정반대다. 껍질이 약간 포함된 알곡 형태의 식사가 중금속 축적을 덜 일으킨다는 연구가 그것이다.

따라서 밥을 먹을 때는 정제하지 않은 알곡 형태의 밥을 먹고, 채식 위주로 식단을 꾸며야 한다. 혹 식감과 소화력이 떨어져 환우가 거부한다면 소량 식사와 발아현미차를 병행하면 더욱 좋다.

:: 항암식 06
암에 좋은 음식

- 현미잡곡밥 : 현미, 현미찹쌀, 통보리, 수수, 조, 율무, 콩, 팥, 흑미
- 국류 : 된장국, 청국장, 미역국, 콩나물국, 무국, 시래깃국
- 해조류 : 다시마, 미역, 파래, 김, 자반

- 김치 : 열무김치, 배추김치, 고들빼기, 갓김치
- 채소 : 뿌리채소 : 무, 순무, 당근, 우엉, 연근, 토란, 생강
  잎채소 : 배추, 양배추, 시금치, 상추, 쑥갓, 파슬리
  줄기채소 : 파, 양파, 부추, 마늘, 죽순
  열매채소 : 오이, 가지, 고추, 피망, 토마토
- 콩 : 대두, 작두콩, 진주리콩, 검정콩
- 생선류 : 조기, 고등어, 대구, 꽁치
- 제철과일 : 제철에 나는 과일들

:: 항암식 07
암에 안 좋은 음식

- 검게 탄 음식 : 삼겹살, 햄버거, 숯불고기(벤조피렌)
- 튀긴 음식 : 처음 쓰고 난 후에 튀긴 음식(과산화지질)
- 곰팡이 핀 음식 : 현미, 땅콩, 옥수수, 묵은 쌀(아플라톡신)
- 인스턴트식품 : 라면, 과자, 빵, 햄, 소시지, 통조림, 청량음료 등
  (각종 색소나 첨가물이 들어 있거나 방부제 때문)
- 자극적인 음식·뜨거운 음식 : 지나치게 짠 음식, 매운 음식
- 지방이 많은 음식 : 동물성지방, 포화지방

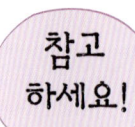

암 종류별 좋은 식품 리스트

위암에 좋은 식품			
주식	곡류		감자, 고구마, 기장, 수수, 율무, 현미
부식	어육류군	저지방	참치, 전갱이, 넙치, 흰살 생선(동태, 조기, 가자미), 굴, 새우
		중지방	약콩, 노란콩, 두부, 연두부, 순두부
	채소군	녹황색 채소	감자, 고들빼기, 상추, 신선초, 파, 쇠비름, 냉이, 쑥, 달래, 취나물, 돌미나리, 민들레, 질경이, 파슬리, 호박, 브로콜리, 당근, 컴프리, 케일, 가지, 시금치, 토마토
		담색 채소	마늘, 무, 순무, 양배추, 콜리플라워, 생강
		버섯류	영지버섯, 표고버섯
간식	우유		저지방 우유, 두유
	과일		바나나, 배, 딸기, 무화과, 파인애플
후식/기타			알로에, 인삼, 구기자차, 꽃차, 허브차

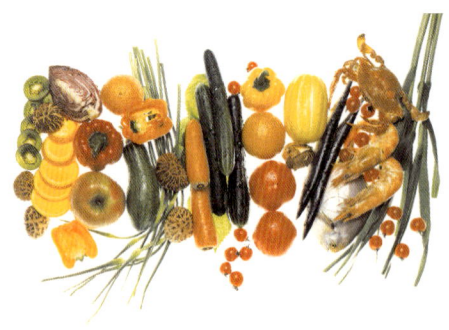

간암에 좋은 식품

주식	곡류		현미, 율무, 붉은 팥, 기장, 수수, 보리쌀, 흑설탕
부식	어육류군	저지방	참치, 연어, 가자미, 대구, 새우, 바지락, 닭 가슴살, 쇠고기 넓적다리살
		중지방	장어, 고등어, 꽁치, 소 등심, 검정콩, 두부, 순두부, 연두부, 완두콩, 콩가루, 효모
	채소군	녹황색 채소	감자, 브로콜리, 무청, 시금치, 부추, 돌미나리, 당근, 케일, 알로에, 피망, 셀러리
		담색 채소	양배추, 배추, 더덕, 마늘, 콩나물, 숙주, 무, 양파, 파
		버섯류	영지버섯, 표고버섯, 양송이
		해조류	미역, 물미역
간식	과일군		오렌지, 귤, 자몽, 사과, 복숭아, 꽃차, 허브차

폐암에 좋은 식품

주식	곡류		현미, 율무, 보리쌀, 붉은 팥, 기장, 수수
부식	어육류군	저지방	가다랑어
		중지방	장어, 콩, 콩가루, 두부, 연두부, 순두부
	채소군	녹황색 채소	당근, 단호박, 브로콜리, 시금치, 피망, 토마토, 부추, 쑥갓, 적색 양배추
		담색 채소	양상추, 양배추, 인삼, 수삼, 마늘, 파
		버섯류	표고버섯, 영지버섯
		해조류	김, 다시마, 파래
	지방군		참깨
간식	과일군		단감, 키위, 레몬, 꽃차, 허브차

자궁암에 좋은 식품

주식	곡류		율무, 보리, 통밀
부식	어육류군	저지방	대구, 동태
		중지방	노란콩, 두부, 연두부, 순두부
	채소군	녹황색 채소	열무, 당근, 깻잎, 오이, 시금치, 민들레, 산나물, 브로콜리, 부추, 상추, 쑥, 취나물
		담색 채소	콩나물, 파, 마늘, 무, 양파, 양상추, 양배추, 우엉, 인삼, 수삼
		버섯류	표고버섯, 영지버섯, 느타리버섯
		해조류	김, 다시마, 미역
	지방군		참깨
후식/기타			오렌지, 딸기, 녹차, 꽃차, 허브차

대장암에 좋은 식품

주식	곡류		율무, 보리, 현미, 조, 수수, 팥, 통밀, 고구마, 밤, 옥수수
부식	어육류군	저지방	대구, 동태
		중지방	노란콩, 두부, 연두부, 순두부
	채소군	녹황색 채소	당근, 미나리, 부추, 풋고추, 근대, 브로콜리
		담색 채소	우엉, 도라지, 콩나물, 셀러리, 양배추, 배추, 양파, 무, 콜리플라워
		버섯류	생표고버섯, 양송이버섯, 건표고버섯
		해조류	김, 다시마, 미역, 파래
	지방군		참깨
간식	과일군		토마토, 배, 딸기, 감, 오렌지, 파인애플, 복숭아, 귤, 참외, 키위, 바나나, 사과, 꽃차, 허브차

유방암에 좋은 식품

주식	곡류		차전자피, 밀기울, 밀 배아, 통밀가루, 호밀가루, 보리, 오트밀, 통밀, 호밀, 옥수수, 감자, 고구마, 밤, 현미
부식	어육류군	저지방	연어, 멸치, 대구, 동태
		중지방	흰콩, 강낭콩, 노란콩, 검은콩, 녹두, 두부, 연두부, 순두부, 난황
	채소군	녹황색 채소	케일, 시금치, 방울토마토, 양배추, 브로콜리, 비트, 가지, 상추, 당근, 노란 호박, 양상추, 셀러리, 부추, 오이, 꽃상추, 파프리카, 붉은고추, 아스파라거스
		담색 채소	마늘, 순무, 양파, 무말랭이, 호박고지, 도라지, 콩나물, 양배추, 양상추, 배추, 콜리플라워
		버섯류	생표고버섯, 양송이, 건표고버섯
		해조류	김, 다시마, 미역, 파래
	지방군		올리브, 코코넛, 아몬드, 참깨, 땅콩, 해바라기 씨
간식	과일군		딸기, 산딸기, 자두, 파파야, 오렌지, 적포도, 키위, 망고, 자몽, 귤, 청포도, 바나나, 사과, 체리, 토마토, 배, 살구, 멜론, 머루, 무화과, 복숭아, 녹차, 과일주스, 꽃차, 허브차

췌장암에 좋은 식품 – 혈당지수가 낮은 식품을 이용한다

주식	곡류		보리, 쌀겨, 호밀쌀, 혼합 잡곡
부식	어육류군	저지방	굴, 대구, 명태, 소라, 연어, 볼락, 참치, 가자미, 전갱이
		중지방	대두, 완두콩, 강낭콩, 두부, 연두부, 순두부
	채소군	녹황색 채소	케일, 시금치, 브로콜리, 셀러리, 비트, 양상추, 오이, 붉은 피망, 당근, 노란 호박, 식용 선인장
		담색 채소	마늘, 양배추, 양파, 콜리플라워
		버섯류	석이버섯, 목이버섯, 표고버섯
		해조류	김, 미역, 검파래, 다시마
	지방군		올리브유, 참깨
간식	과일군		체리, 자두, 자몽, 복숭아, 살구, 사과, 배, 토마토, 포도, 오렌지
	후식/기타		꽃차, 허브차

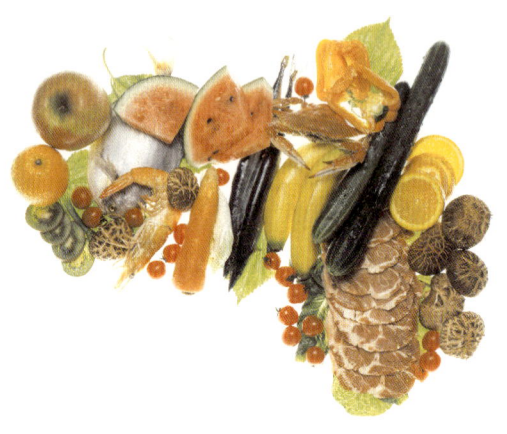

갑상샘암에 좋은 저요오드 식품

주식	곡류		쌀, 현미, 국수, 콩, 팥, 프렌치 브레드, 껍질 벗긴 감자나 고구마, 옥수수, 옥수수 빵, 비스킷, 꿀, 콘 시럽, 설탕, 젤리
부식	어육류군	저지방	쇠고기, 닭, 양고기, 칠면조
		중지방	
	채소군	녹황색 채소	당근, 오이, 콜라드, 시금치, 토마토, 빨간 무, 브로콜리, 그린빈스
		담색 채소	무, 양파, 양배추
		버섯류	모든 버섯
	지방군		대두유, 올리브유, 옥수수유, 이탈리안 드레싱, 땅콩, 캐슈넛츠, 소금을 첨가하지 않은 아몬드
	우유군		
간식	과일군		과일주스 : 오렌지, 사과, 레몬, 파인애플, 신선한 사과, 오렌지, 자몽, 멜론, 아보카도, 코코넛, 건포도
	후식/기타		셔벗, 애플 파이, 파운드 케이크, 엔젤 케이크, 막장, 정제된 소금으로 담은 김치나 고추장, 케첩, 진(Gin), 원두커피, 약한 차

갑상샘암에 해로운 고요오드 식품(반드시 피해야 할 식품)

주식	곡류		라면, 다시마로 국물 낸 일본식 우동, 보리, 호밀 콘플레이크, 빵, 팬케이크, 머핀, 껍질째 익힌 감자나 고구마
부식	어육류군	저지방	조개, 새우, 굴, 생선, 돼지고기, 소 간
		중지방	햄, 베이컨, 가공 육류, 통조림, 어육류, 치즈, 크림 치즈, 아이스크림
	채소군	녹황색 채소	호박, 양상추, 파슬리, 청고추, 콜리플라워
		해조류	김, 미역, 파래, 다시마
	지방군		유지류, 짠 땅콩류, 마요네즈, 마요네즈로 만든 드레싱
	우유군		분유, 탈지유, 플레인 요구르트, 목장 우유, 저지방 우유
간식	과일군		버찌, 복숭아, 바나나, 사과 소스, 레몬에이드
	후식/기타		초콜릿, 사탕, 우유나 달걀로 만든 푸딩이나 후식, 멸치 다시다, 쇠고기 다시다, 인스턴트 수프, 젓갈류 일체, 요오드가 첨가된 소금, 정제되지 않은 천일염, 천일염으로 담근 간장이나 된장, 김치류, 장아찌류, 프렌치 프라이, 감자 칩, 피자, 짠 스낵류, 인스턴트 커피, 인스턴트 차, 피클, 올리브, 칠리

출처: 〈암을 이기는 식이요법〉(김평자 편저)

07
VEGETABLES

암을 예방하고 치료하는
항암 자연요법

　흔히 우리 몸에 병이 생기는 것은 반자연적인 생활에서 비롯됐다고 말하는 사람이 많다. 자연 속에 서식하는 모든 동물은 병이 거의 없다. 설사 있다고 해도 금방 나아버린다. 의학자들의 연구에 의하면 일반적으로 생물은 그 발육기간의 5배가 수명이라고 한다. 따라서 사람의 경우는 완전히 발육하는 데 필요한 기간이 25년이므로 그 5배인 125세가 정상수명이다.

　하지만 어떤가? 우리는 125세를 다 살지 못하고 있다. 왜 그럴까? 많은 이유가 있을 것이다. 하지만 가장 큰 이유는 자연에서 멀어진 생활에 있다고 본다. 우리는 자연의 일부다. 자연을 벗어나 살 수 없다. 자연과 가까워질 때 우리는 건강해질 수 있다. 그런 의미에서 자연요법은 우리 몸을 건강하게 하는 이상적인 회복제로 활용하면 좋을 것이다.

그동안의 임상경험을 통해 암을 예방하고 치료할 뿐만 아니라 우리 몸을 건강하게 해주는 효과로 주목을 받고 있는 자연요법 몇 가지를 소개한다.

::: 항암 자연요법 01 냉온욕요법

냉온욕은 찬물과 더운물에 번갈아 들어가는 목욕법이다. 이 목욕법은 림프액을 정화시키고 순환을 촉진하여 몸의 저항력을 높이는 효과가 있다. 특히 피로 회복을 촉진시켜 준다. 또 우리 몸의 각종 이상을 극복할 수 있는 회복력도 길러준다.

하는 방법은 간단하다. 온탕과 냉탕의 두 욕조를 번갈아 오가면 된다. 냉탕이 없을 경우에는 찬물을 끼얹어도 무방하다. 온탕의 온도는 41~43도가 좋고, 냉탕의 온도는 14~18도가 적당하다. 요령은 다음과 같다.

1. 냉탕에서 1분간 몸을 담근 후 온탕에 들어가 다시 1분간 몸을 담근다.
2. 이 방법을 8~11번 정도 반복한다.
3. 냉탕에서는 몸이 굳어진 곳이나 염증 부위를 주무르는 등 몸을 움직여 준다.
4. 온탕에서는 가만히 있는다.
5. 냉탕에 들어가면 몸은 산성으로 기울고, 온탕에 들어가면 알칼리성으로 기울어 냉온탕을 거듭함에 따라 체액이 중성 내

지 약알칼리성으로 개선된다.
6. 이때 주의할 점은 때밀이수건, 비누의 사용과 한증막에 들어가는 것을 삼가고, 노약자는 삼가는 것이 좋다.

∷ 항암 자연요법 02 **풍욕**

한마디로 바람목욕을 하는 것이다. 풍욕의 원리는 간단하다. 암을 비롯한 만병의 근원이 되는 일산화탄소에 산소를 공급하여 탄산가스로 만들어 배설시키는 원리다. 암의 원인을 일산화탄소의 정체로 보고 풍욕을 하여 암을 녹여 없애는 원리라고 할 수 있다.

따라서 풍욕을 할 때는 창문을 완전히 열어 공기의 소통이 잘 되게 하고 담요를 준비한다. 팬티나 브래지어도 모두 벗고 전신을 공기에 쏘이는 것이 좋다. 하는 요령은 다음과 같다.

1. 처음에는 맨몸으로 20초간 있다가 곧바로 이불로 온몸을 감싸고 1분간 있는다. 이때 머리만 노출시킨다.
2. 다시 맨몸으로 30초 동안 있다가 또 이불을 감싸고 1분간 있는다.
3. 이런 식으로 벗는 시간이 횟수에 따라 달라지는데 그 시간표는 다음과 같다.
   - 1차 : 맨몸으로 20초, 이불로 몸을 감싸고 1분
   - 2차 : 맨몸으로 30초, 이불로 몸을 감싸고 1분

- 3차 : 맨몸으로 40초, 이불로 몸을 감싸고 1분
- 4차 : 맨몸으로 50초, 이불로 몸을 감싸고 1분
- 5차 : 맨몸으로 60초, 이불로 몸을 감싸고 1분 30초
- 6차 : 맨몸으로 70초, 이불로 몸을 감싸고 1분 30초
- 7차 : 맨몸으로 80초, 이불로 몸을 감싸고 1분 30초
- 8차 : 맨몸으로 90초, 이불로 몸을 감싸고 2분
- 9차 : 맨몸으로 100초, 이불로 몸을 감싸고 2분
- 10차 : 맨몸으로 110초, 이불로 몸을 감싸고 2분
- 11차 : 맨몸으로 120초, 옷을 입고 2~3분간 편히 쉰다.

평소 풍욕을 꾸준히 해주면 피부 호흡이 잘 되어 체표면으로부터 요소를 비롯한 노폐물이 발산되고 산소가 공급된다. 따라서 체내에 발생한 일산화탄소가 산화되어 탄산가스가 되므로 건강에 좋은 것은 물론 감기 등에도 잘 걸리지 않게 된다. 또 암에 걸리지 않게 되므로 평소 꾸준히 실천하도록 하자.

:: 항암 자연요법 03 명상

명상은 긴장과 잡념에 시달리는 현실세계로부터 의식을 떼어놓음으로써 밖으로 향하였던 마음을 자신의 내적인 세계로 향하게 한다. 항상 외부에 집착하고 있는 의식을 안으로 돌려주므로 마음을 정화시켜 심리적인 안정을 이루게 하고 육체적으로도 휴식을

주어 몸의 건강을 돌보게 한다. 명상 상태에 있을 때는 좋지 않은 성격과 행동을 자신이나 타인의 암시로 바꿀 수 있다. 잔잔한 음악과 편안한 자세, 깊은 복식호흡을 함께 한다.

긴장된 마음을 이완하여, 심리적 스트레스를 거둔다. 마음이 편안해지고 뇌파가 안정되어 성격이 차분해진다. 몸과 마음이 맑아지면서 타인의 감정을 이해하고 공감하는 능력이 발달하면서 대인관계가 좋아진다. 삶의 참의미를 자각하면서 삶의 목표를 정립하게 된다.

자연과 만났을 때, 음악이 있을 때, 스트레스나 암울한 생각에 빠져 들 때 명상이나 깊은 복식호흡은 안정감을 되찾아 준다. 하루에 3번 깊은 명상에 들어가자.

:: 항암 자연요법 04 **족욕법**

냉해지기 쉬운 하지 혈액의 알칼리도를 높이는 효과가 있다. 이와 동시에 발한을 촉진하는 방법이기도 하다. 고열이나 미열 등 열이 나는 일체의 병에 효과가 있다. 신장병, 부종, 불면증, 당뇨병, 기침이나 감기 등에도 잘 듣는다. 하는 요령은 다음과 같다.

1. 양동이에 40℃가 되는 더운물을 준비하고 눕거나 의자에 앉아서 발을 물속에 넣고 무릎 아래까지 잠기게 한다.
2. 무릎부터 상체까지 담요나 이불을 덮는다.
3. 물의 온도를 높일 때는 주전자로 뜨거운 물을 계속 붓고 온도

를 고르게 하기 위해 잘 저어준다.
4. 하는 시간은 20분 정도가 적당하다.
5. 족욕요법 후에는 냉수를 준비하여 무릎 아래까지 담근다.

야채수는 30년 전 개발되어 일본, 한국, 중국, 유럽 등 다양한 나라에서 사랑을 받아오고 있다. 야채수의 효능을 10여 년 동안 지켜보면서 30년 장수식품이 될 수밖에 없는 필수 요건이 하나씩 밝혀지는 과정을 지켜보았다. 야채수는 인류가 존재하는 날까지 인류의 건강을 지키며 많은 사랑을 받게 되리라 믿는다.

끊임없이 변화하는 지식 정보화 사회에서 다양한 분야의 연구개발은 촌음을 다투며 신지식이 발표되고 있다. 하지만 수년에 걸친 신기술도 불과 1~2년 만에 교체되는 것이 현실이다.

원본 야채수프 건강법에서 소개된 내용에 충분한 이해를 돕고자 다음의 내용을 기록하며, 고객들과 상담하면서 문제점을 발견하고 해결해 온 과정들을 자세히 기록했다.

새롭게 밝혀지는 지식에 발맞춰 상담해 오고 있으며, 이장에서는 질문이 가장 많았던 내용과 재정립해야 할 몇 가지를 간추려 적어 보았다. 야채수를 더욱 안전하게 음용하고, 좋은 결과를 낳는 기회가 되었으면 한다.

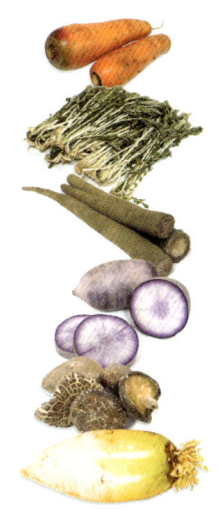

CHAPTER
07

다테이시 가즈 박사의
30년 이론을 뛰어넘는
현재의 사실들

01
VEGETABLES

야채수 끓이는 용기로 가장 좋은 것은?

"야채수를 끓이는 용기, 과연 어떤 것이 안전한가?"라는 질문은 시간이 갈수록 많아지고 있다. 야채수를 가정에서 끓일 때 세심하게 살펴야 할 몇 가지 중 끓이는 용기의 중요성은 야채수의 성질을 변화시킬 수 있으므로 안전한 용기 선택은 필수 사항이다.

부식이나 산성으로 쉽게 변화되는 용기는 피하고, 내열성과 내구성과 자성을 띠지 않는 고급스텐과 유리제품을 추천한다.

각각의 용기가 갖는 장점과 단점을 정리하면 다음과 같다.

	장점	단점	중요성
스텐레스	1. 용기의 변색, 부식, 마모성이 적다. 2. 내열성이 강하다(1500도). 3. 내산화성이 크다-강산성이나 강알칼리성에도 화학변화가 적고 잘 견딘다.	1. 가격이 비싸다. 2. 무겁다.	• 순도가 높은 재질일수록 이물질이 거의 없고, 야채수를 끓여도 화학 반응이 없다. • 끓이는 용기로 적절하며, 안전하다.
내열유리	1. 용기의 변색, 부식이 적다. 2. 내열성이 강하다(1500도). 3. 내산화성도 좋다.	1. 용량이 작아 쓰기에 불편하다. 2. 깨지기 쉽고 무겁다. 3. 비싸다.	• 순도가 높은 재질이므로 이물질이 적어 산성과 결합하여도 화학반응이 없다. • 끓이는 용기로 적절하며, 안전하다.
알루미늄	1. 용기의 변색, 부식이 적다. 2. 내열성도 강하다(695도). 3. 내산화성도 좋다. 4. 스텐레스나 유리에 비해 가볍다.	1. 순수 알루미늄은 고가이고, 구매가 쉽지 않으며, 대부분 도금, 합금된 것이 많다(예-노란색). 2. 무리한 세척이나 장기간 사용 시 도금성분이 벗겨져 유해할 수도 있다. 3. 쉽게 형태가 변형된다.	• 순도가 높은 재질이나 가격이 비싸서 시중에서는 주석으로 도금이 되어 있어 사용 중 도금이 벗겨지면 화학반응을 일으킨다(양은냄비).
옹기 (도자기)	1. 용기의 변색, 부식이 적다. 2. 내열성이 강하다. 3. 보약을 달일 시 열전도율이 좋다.	1. 옹기 속의 철 성분이 PH 5.5~6을 띠므로 옹기 속의 철성분이나 금속성분으로 화학반응이 일어날 수 있다.	• 옹기는 흙으로 만들므로 금속성분이 들어 있어 야채수를 끓일 시 화학반응을 일으킬 수 있다.
그밖의 법랑, 철제	1. 내열성이 강하다.	1. 용기의 변색, 부식이 있다. 2. 산성을 띠고 있어 침전물이나 화학변화를 일으킬 수 있다.	• 철제 속에는 금속성분이 많아 야채수를 끓일 때 화학반응이 일어날 수 있다.

* 옹기에 끓이는 경우가 있는데 흙속에 들어 있는 철 성분이 비타민 C와 결합하여 라디칼(독성)을 만들어내므로 자칫하면 몸을 더 망치게 된다.
* 야채수의 색이 파랗거나 독한 맛이 나는 것은 음용을 중단하고, 끓이는 용기를 다시 한 번 확인한다.

02
VEGETABLES

약의 장기 복용으로 인한 부작용인지, **명현반응인지 궁금해요!**

명현반응은 병증의 진행 정도나 병원 치료와 연관성이 깊고, 같은 과정이라 할지라도 개인차가 아주 다양하게 나타난다. 한 예로 아토피, 건선, 지루성 피부염 등 치료를 위해 한약이나 피부과 약을 복용해 오다가 고질적인 재발로 치료 의욕을 잃고, 야채수를 음용하기 시작하는 사람들이 있다.

이런 사람들은 야채수 음용과 함께 명현반응이 심하게 나타날 수 있으므로 음용량을 하루 50cc부터 시작을 해야 한다(어린이는 심지어 10cc부터 시작하기도 함).

병원 치료를 받지 않고 가정에서 친환경 식품으로 조심스럽게 다스려 온 경우는 동일한 양으로 음용을 한다 할지라도 명현반응을 심하게 느끼지 않는다.

약(한약, 양약)을 장복하다 보면 충분히 안내받은 부작용이든 안내받지 않은 부작용이든 환우는 감당을 해야 한다. 약의 장기 복용으로 나타나는 반응을 야채수 음용에 의한 명현반응으로 생각하고 문의하는 경우가 있다.

명현반응은 야채수가 흡수되어 순환과 소화, 배설을 도우면서 나타나는 긍정적인 반응인 반면, 약물의 장복으로 인한 부작용은 초기에는 대체로 없다가 소리 없이 나타나고, 몸에 누적된다. 부작용을 최소화 할 수 있는 방법으로는 야채수와 발아현미차를 꾸준히 음용하여, 약물의 부작용을 최소화 하고 빠른 시일에 약의 복용을 중단할 수 있도록 적극적인 운동, 식이요법 등을 실천해야 한다.

약은 병증의 고통으로부터 자유롭게 하기도 하고, 근본적인 치료를 해주는 것도 많다. 하지만 보이지 않는 부작용이 있음을 잊어서는 안 된다. 숨어 있는 약물의 부작용은 새로운 병을 키우기도 한다. 특히 생활습관병증(고혈압, 당뇨, 고지혈증, 간장질환 등)으로 장복해 온 약이 있다면 적극적인 실천으로 약을 서서히 줄여가는 것이 좋다. 다음의 체험 사례처럼 적극적인 실천이 필요하다.

체험담

당뇨에는 현미밥, 그 다음은 야채수예요!

글쓴이 : 김주영

야채수가 당뇨에 좋다는 얘기를 듣고 마시기 시작했습니다. 공복 시 혈당이 150 정도로 그렇게 심한 당뇨는 아니었지만 약은 반드시 먹었고 운동도 했으며, 현미밥을 먹고, 칼로리도 조절하면서 그런 대로 잘 관리하고 있었습니다.

하지만 최대 목표는 당뇨약을 끊는 데 있었습니다. 그러던 중 우연한 계기로 야채수를 알게 되면서 한 번 먹어보기로 했습니다.

그 때문일까요? 지금은 현미밥과 야채수, 그리고 운동 이렇게 3가지로 당뇨와 싸우고 있습니다. 몸도 아주 거뜬하고 예후가 믿을 수 없을 만큼 만족스럽습니다. 당뇨가 완치되었다고 말할 수 없습니다. 또 그렇게 쉽게 완치되는 병이 아니라는 것도 잘 알고 있습니다.

하지만 앞으로는 자신 있습니다. 완치되리라 장담은 못하지만 조금씩 조금씩 희망이 보입니다. 지금은 공복 시 혈당이 정상에 가깝게 나오고 있기 때문입니다.

1년 정도는 꾸준히 노력해야 제 몸이 정상으로 돌아올 것으로 생각하고 있습니다. 무엇보다 평생 먹어야 할 당뇨약을 이제 먹지 않게 된 것이 너무나 행복합니다.

지금부터는 건강한 생활습관이 몸에 배도록 최선의 노력을 다할 것입니다. 한 가지 말씀드리고 싶은 것은 야채수와 현미밥은 궁합이 아주 잘 맞는 것 같습니다. 좋은 식품을 알게 되어 너무나 감사드립니다.

03
VEGETABLES

항암 중에는
야채수 음용을 어떻게 해야 하나요?

암 검사를 하고 병명을 진단받게 되면 다음에 해야 할 일은 어떤 결정이든 내려야 한다는 것이다. 이때야말로 진정 생사의 기로에 서있는 중요한 선택의 순간이다. 만약 가족 중 의료인이 있다면 외과적인 병원치료를 선택할 것이며, 대체요법으로 당당히 이겨낸 지인이 주변에 있다면 마음은 자연요법으로 쏠리게 될 것이다.

결정에 영향을 주는 것은 이것뿐만이 아니다. 병증의 진행 정도와 발병 연령에 따라서 대처하는 방법이 각각 달라진다. 어떤 방법을 선택한다 할지라도 쉽지 않은 도전임에 틀림없다. 자연요법이든 병원치료든 동참하는 사람은 진정 생명을 살리는 일에 진실한 마음으로 최선을 다해야 한다.

두 방법 모두 장·단점을 가지고 있다. 장점은 명확히 이해하여 적극적으로 실천하고, 단점은 보완할 수 있는 방법을 찾아내야 한다. 비록 방법은 다르다 할지라도 목적은 오직 하나, 완전히 회복되는 것이다.

대체요법으로 병증을 대처할 때 야채수 음용은 기본 원칙이며 필수로 알고 있다. 하지만 항암 중에는 음용을 해야 할지 몰라 궁금해 하는 분들이 많다. 항암은 일반적으로 통원으로 당일하거나 2~3일을 입원하여 치료를 받는다. 독한 항암제는 암을 공격하여 그 활동력을 약화시키기도 하지만 면역세포의 수치를 떨어뜨리고, 소화 및 순환, 배출을 어렵게 하여 환자는 쉽게 기력을 찾지 못한다.

이때 야채수는 항암 당일이나 그로부터 2~3일 정도만 음용을 중단하고 이후부터는 소량씩 시작하여 점차적으로 양을 늘리는 방법을 지속적으로 하면 좋다. 흡수가 잘 되는 야채수는 소화력 및 순환을 돕고, 영양공급을 해주므로 빠르게 기력 회복을 돕는다. 특히 다음 항암 때 면역이 활성화되어 추가적인 항암치료에 큰 도움을 주는 효과가 있기도 하다.

야채수 건강법의 창시자 다테이시 가즈 박사는 항암을 권하지 않았다. 하지만 막무가내로 항암치료와 수술요법을 거부하는 것은 현명하지 않다. 현대의학은 발전을 거듭하면서 항암제도 많은 발전을 이루었고, 또 병증이 발견된 시기(연령)와 진행 정도에 따라 간단하고 쉽게 암을 내 몸에서 몰아낼 수도 있게 되었다.

하지만 시기에 맞지 않은 항암은 환자에게 큰 고통만 가중할 뿐 어려움에 빠뜨리는 경우도 더러 있다. 한 가지 중요한 것은 어떤 방법이건 목표와 방향은 환우의 건강 회복이며, 환우의 건강 회복을 위해 일하는 의료인이나 식품업체나 모두 한마음 한뜻으로 최선을 다해야 할 것이다. 야채수를 음용하여 암을 순조롭게 잘 이겨내고 건강생활을 하고 있는 체험사례를 소개한다.

체험담
항암 치료 중이라면 야채수 건강법을~
글쓴이 : 신승임

저희 어머님은 지금 항암 치료 중입니다. 그 고통이야 어찌 말로 다할 수 있겠습니까? 제대로 먹지도 못하고 기력은 없어하시고…그런 어머님을 옆에서 속수무책으로 지켜봐야 하는 며느리의 입장은 아마 당해보지 않은 사람은 잘 모르실 것입니다.

너무나 힘들어 하시는 어머님을 보다 못해 우연히 알게 된 야채수를 드시게 해보았습니다. 정말 기적 같은 체험을 한 사람들이 너무나 많은 것 같아 혹시나 하는 마음에서였습니다.

그런데 그런 제 선택이 얼마나 잘한 선택이었는지 하루하루 너무나 감사하고 있습니다.

야채수를 드시기 시작하면서 항암 치료를 한결 수월하게 이겨내시는 어머님을 보면서 기쁜 마음 금할 길이 없습니다.

항암 치료 중이라면 야채수 건강법을 꼭 한 번 활용해보시기 바랍니다. 저한테는 친정어머니처럼 따뜻하게 잘해주시는 어머님이 하루 속히 완쾌되기를 두 손 모아 빌어봅니다.

Tip

암 환자의 영양관리 필요성

인체의 면역기능을 전반적으로 받쳐 줄 수 있는 영양과 면역이 뒷받침되지 못하면 어떤 암치료도 그 효과가 일시적일 수밖에 없다. 암은 영양과의 싸움이다. 충분한 영양공급은

- 수술, 방사선, 항암제 치료 후 신속한 회복을 돕는다.
- 암 치료로 지친 정상세포 기능을 신속히 활성화시킨다.
- 암과 싸워나갈 수 있는 면역기능을 최대한 활성화한다.
- 각종 감염질환의 차단 효과를 나타낸다.

04
VEGETABLES

야채수 음용 중 우유·돼지고기 섭취는 꼭 피해야 할까요?

의사로부터 병을 진단 받으면 가장 먼저 찾는 것이 식품이며, 식사요법이다. 이는 쉽게 시작할 수 있으며, 병증의 원인 중 가장 큰 비중을 차지하는 것이 음식이기 때문이다.

야채수와 관련된 책을 읽거나 입소문을 듣고 야채수를 음용해 보려는 사람이 가장 먼저 문의하는 내용은 "야채수 음용 중 우유와 돼지고기 섭취를 꼭 피해야 하는가?" 하는 질문이다. 이는 단백질 섭취의 적절한 시기와 병증과의 연관성을 확실히 이해하지 못하고 있기 때문에 나올 수밖에 없는 질문이다.

근 50년에 걸쳐 우리의 생활이 서구화되면서 우리는 참으로 많은 변화를 겪고 있다. 긍정의 변화도 있을 것이고, 반면 부정적인 변화도 분명 있다.

특히 식생활의 서구화는 우리에게 씻을 수 없는 고통을 안겨주고 있다. 서구화된 식생활은 남녀노소 할 것 없이 모두 각종 질병의 고통 속에서 신음하게 만들고 있다. 어린 아이가 당뇨를 앓고 고혈압으로 고통을 겪고 있기도 하다. 어른들이라고 해서 예외는 아니다. 암, 고혈압, 당뇨 등 각종 만성질병으로 신음하고 있다.

야채수 음용은 지금 우리들 건강을 위협하고 있는 각종 질병을 개선하는 데 가장 이상적인 건강음료라 감히 자부한다. 실제로 야채수를 음용하면 가벼운 감기에서부터 피부트러블, 자가면역질환, 생활습관병, 암에 이르기까지 폭넓은 분야에서 좋은 반응을 나타내기 때문이다.

그럼 다시 문제의 핵심으로 돌아가서 그렇다면 야채수 음용 시 우유나 돼지고기의 섭취는 꼭 피해야 하는가? 하는 물음에 대한 답을 찾아보자.

결론적으로 말해 야채수 음용 시 모든 사람이 이들 식품의 섭취를 피해야 하는 것은 아니다. 성장기 청소년이나 생활습관병을 가진 환자는 친환경인증을 받은 식품을 적당량 섭취할 것을 권장하는 편이다.

또 병증에는 진행 상태에 따라 경중이 있다. 말기 암 환자는 소화력이 떨어지고 배설능력도 약하므로 과도한 동물성 단백질의 섭취는 피하는 것이 좋다. 단백질의 소화과정에서 나오는 부산물이 배설되지 않고 체내에 쌓일 수가 있기 때문이다.

또 하나! 비록 암 환자라도 말기가 아니라면 적정량의 단백질을 섭취하는 것이 좋다. 장기간의 병원치료로 저하된 면역을 올리기 위해 식물성 단백질은 적극적으로 권장한다.

우유나 돼지고기를 제한하는 것은 항생제로 사육하기 때문이다. 우유는 소화가 안 되는 분들이 많기 때문에 가공을 몇 차례 거친 유제품이 흡수가 잘 된다. 돼지고기는 야채를 충분히 곁들여 먹으면 소화에 크게 어려움은 없다. 이보다 더 좋은 식품으로 식물성 단백질이 있다. 콩, 두부, 청국장 등이다.

진단과 함께 여러 차례의 외과적 치료를 거치다보면 면역은 바닥이 나기 쉽고 이때 적당한 단백질을 섭취하여 기력을 회복하는 것이 중요하다.

05
VEGETABLES

야채수를 철 냄비에 끓이면 정말 맛이 독해지나요?

안전한 용기의 사용은 무엇보다 중요하여 한 번 더 강조한다. 일반 가정에서 직접 야채수를 끓여 마시고 있는데, 야채수 색이 파랗다고 말하고, 이것을 음용한 후 복통과 설사, 어지럼증을 느꼈다고 호소하는 경우도 있다.

야채수를 끓일 때는 스텐이나 유리, 알루미늄 용기에 정량의 물과 야채를 넣어 끓여야 황금색의 맑은 야채수를 얻을 수 있다.

야채수가 좋다거나 혹은 가정에서 쉽게 끓여 먹을 수 있다는 말만 믿고 주의사항은 살피지 않은 채 섣불리 시작한 사람 중에 철(fe)냄비에 끓였다가 파랗게 색이 변한 독한 야채수를 마시고 힘들어 하는 경우가 종종 있다.

어떤 사람은 항아리 옹기에 야채수를 끓이는 경우가 있는데, 이 방법도 좋지 않다. 흙속에 들어 있는 철분이 비타민 C와 결합하여 라디컬(독성)을 만들어내므로 자칫하면 몸을 더 망치게 된다.

　야채수는 다테이시 가즈 박사가 말한 대로 철과 만나면 산화되어 강산성을 띠게 되고 맛이 독해진다. 철 조각을 담가두면 쉽게 부식이 되는 것만 봐도 알 수 있다.

　철과 접촉을 피해야 하는 주의사항은 직접 끓일 때뿐만이 아니라 판매용 완제품을 드실 때에도 각별한 주의가 필요하다. 동절기에 야채수를 따뜻하게 데울 때는 전자레인지는 피하고 온수에 파우치를 넣고 2~3분 후 꺼내는 중탕 방식이 가장 좋다. 꼭 지켜 안전한 야채수로 건강 생활을 하기 바란다.

06

VEGETABLES

유기농이 없는데
일반 재료를 사용해도 되나요?

"약은 정성이다."라는 말이 있다. 정성은 좋은 재료를 찾아나서는 데서부터 시작된다. 좋은 재료는 야채수의 맛과 효과를 배가시키는 바로미터가 된다.

오늘날 우리의 환경은 병증을 막아주기보다는 일촉즉발의 발생 상황을 갖고 있다 할 정도로 열악하다. 만연된 환경오염, 이상 기후 등 각종의 천재지변! 그러다보니 좋은 재료 찾기는 더욱 힘들어지고 있다. 보다 좋은 야채수를 만들기 위해 전국 각지를 돌며 유기농만을 고집하는 이유도 여기에 있다.

결론적으로 강조하고 싶은 것은 "일반 재료는 피하라."는 것이다. 인터넷의 발달로 안방에서도 클릭 한 번으로 얼마든지 친환경 농산물을 구할 수 있고, 유기농으로 재배한 재료를 구할 수 있다.

그런데 여기서 우리가 가끔 오해하는 부분이 있다. 직접 기른 채소를 유기농이라 생각하는 사람이 더러 있다. 농약과 비료 없이 직접 기른 채소가 몸에 좋은 건 사실이지만 유기농 작물과는 분명 다른 개념이다.

친환경 농법에서 유기농은 저농약-무농약-전환기-유기농으로 올라간다. 무려 5~6년 동안 정성으로 땅을 일궈야만 유기농 인증을 받을 수 있다.

가정에서 기른 채소는 정성농으로 안전한 먹을거리를 확보하는 또 하나의 방법이 될 수 있을 것이다.

07

VEGETABLES

위장이 많이 불편한데, 언제 음용해야 하나요?

야채수와 관련된 질문 중 가장 빈번한 것은 위장이 불편할 때의 야채수 음용법이다. 지난 10년 동안 숱한 사람들과 만나오면서 쌓아온 정보들을 정리하여 올린 정보 공간에도 유독 이 조항에 클릭수가 넘쳐난다.

"위장이 불편할 때 야채수는 언제 마시는 것이 좋을까?"

일반적으로 야채수는 식전 공복에 마시고 발아현미차는 식후에 음용하는 것이 가장 좋다. 그런데 간혹 소화기 계통이 약하거나 불편한 경우 식전에 음용하면 속이 더부룩하다고 호소한다. 만약 이런 증상이 나타나면 야채수를 식후에 마시고 발아현미차는 15분 뒤에 음용한다. 단백질 식사를 조금 더 보충하고 현미식을 하면 도움이 된다. 이렇게 안내를 하고 나면 한 달 뒤 전화로 반가운 소식

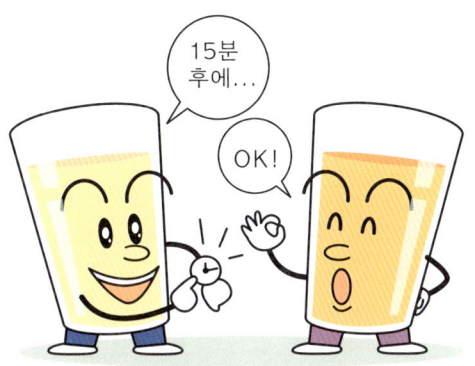

을 알려준다.

"속이 불편해서 고기를 멀리했는데 안내해준 대로 야채와 곁들여 조금씩 꼭꼭 씹어 먹으니 속도 편해졌다."고 좋아하신다.

야채수를 먹을 때는 기본 음용 시간은 지켜야 하지만 병증에 따라, 혹은 음용 후 반응에 따라 시간을 달리 할 수 있다. 원칙은 다른 식품과 15분 이상 간격만 두면 되는 것이다. 그리고 빠른 개선을 위해 꼭 현미식이나 발아현미차를 음용하는 것이 좋다.

08
VEGETABLES

음용 시간을 조금만 바꿔도
시간 절약, 효과는 2배로~

일반적으로 알려진 야채수의 음용법은 식사와 식사 사이에 음용하는 것이 좋은 것으로 알려져 있다. 하지만 환우들은 야채수, 발아현미차와 함께 많은 약도 복용하고 있는 경우가 대부분이다.

따라서 안내된 음용법에 매이다보면 종종 시간을 놓칠 때가 있어, 야채수는 식사 15분 전에 음용을 하고 천천히 식사한 후에 발아현미차를 음용하는 것이 좋다. 야채수는 타 식품이나 양약과 시간 간격을 15분 두지만, 발아현미차는 야채수와의 간격만 둘 뿐 편안하게 물처럼 음용한다.

이렇게 하다가 만약 때를 놓쳤다면 식후 30분 후에 야채수를 먹고, 15분 간격을 두고 발아현미차를 음용하면 된다.

09
VEGETABLES

어느 정도 음용해야
효과를 볼 수 있을까요?

"암, 3일 만에 낫는다."라는 표현을 보고 오히려 책을 접으려고 했다는 사람들이 종종 있다.

마치 만병통치약인 것처럼 선전해 놓은 문구를 보고 야채수에 대한 신뢰보다는 대체요법에 대한 자신감마저 상실하고 증명되지 않은 정보를 어떻게 믿고 음용할 수 있느냐고 하면서 음용을 시작조차 하지 않는 분들도 있었다.

"암, 3일 만에 낫는다."라는 표현보다는 음용과 함께 3일 만에 야채수가 내 몸에서 역할을 한다는 뜻으로 보는 것이 옳을 것 같다.

임상적인 시험을 통해 얻어진 결과에서도 야채수가 염증을 가라앉히는 작용을 분명히 하는 것으로 드러났고, 야채수가 몸에 흡수되어 명현반응을 나타내기까지의 과정을 보면 아토피 어린이가 많은 양을 음용했을 때 명현반응은 심하게 바로 나타났다. 성인이 음용했을 때 일시적인 어지럼증이나 깊은 잠에 빠져드는 등 야채수가 빠르게 흡수되어 몸을 개선시키기 위한 작용을 시작한다는 사실이 밝혀졌다.

야채수는 체질을 개선하고 면역을 활성화하는 식품으로 검증된 안전한 먹을거리다. 한 달을 정성스럽게 음용하다보면 숙면, 배변 원활, 피부 개선, 혈액순환 개선 등 효과를 경험하게 된다. 6개월은 체질 개선을 위한 기본적인 음용 기간이다.

암이나 생활습관병 등을 개선하기 위한 근본적인 원인 치료와 몸의 회복을 위해서는 최소한 1년에서 길게는 평생까지 음용하는 것이 좋다.

첨가물이나 보존료가 없는 깨끗한 유기농 먹을거리이므로 장기 음용해도 전혀 해가 되지 않는다.

서두에 식품의 정의를 밝힌 바 있다. 좋은 식품의 정의가 순수하게 담겨 있는 식품이 야채수, 현미차다.

10
VEGETABLES

야채수는 생후 몇 개월부터 먹을 수 있나요?

선택이 아닌 필수! 그것이 바로 야채다. 인류는 종족 보존이라는 본능이 이끄는 대로 살아가면서 그 가운데서 행복과 기쁨, 슬픔과 고통을 이겨내 오고 있다. 이 과정을 피해갈 수 있는 사람은 없다. 새 생명의 탄생은 그 중 가장 소중하고 기쁜 일임에 틀림없다.

여기서 한 가지 의문점! 소중한 내 아기에게 야채수를 먹여도 될까 하는 궁금증이다.

결론적으로 말해 이유식을 시작할 즈음이면 얼마든지 야채수를 먹일 수 있다. 아니 오히려 권장사항이다. 야채는 반드시 먹어야 하는 필수조건이다. 그런데 실천하기 쉽지 않은 것이 현실이다.

이럴 때 야채수를 먹는 것은 아주 손쉽게 야채의 영양을 섭취할 수 있는 방법이다. 소화도 쉽다. 그러니 마다할 이유가 전혀 없다. 가임기 여성, 임산부, 모유 수유 시, 산후 체형관리를 위해서 야채수를 적극적으로 먹고 있는 사람들이 많다. 야채수를 먹으면 아주 손쉽게 몸 관리도 할 수 있기 때문이다.

이유식이 가능한 시기로 6개월 정도면 야채수는 먹일 수 있다. 만약 엄마가 먹으면 모유 수유를 권장하고, 분유를 먹일 때는 분유에 타서 먹이지 말고, 따로 조금씩 먹이면 된다.

계획적인 출산과 산후관리, 자녀 건강을 살피는 부모들은 야채수와 발아현미차를 적극적으로 음용하고 있다. 특히 불임으로 어려움을 겪은 부부들이 야채수를 음용하고 좋은 결과를 얻고 있기도 하다. 불임 여성들이 야채수를 음용하고 임신을 하는 사례는 정말 뜻밖의 발견으로 야채수의 힘에 다시 한 번 놀라게 된다. 아직 불임으로 힘들어 하는 사람이 주변에 있다면 주저하지 말고 야채수를 추천하자. 머지않아 고맙다는 인사가 돌아올 것이다.

11
VEGETABLES

건강하다고 자신할 때
야채수 음용을 시작하세요!

오늘날 우리가 사는 현실은 병이 생길 수밖에 없는 환경에 처해 있다. 공기는 오염돼 있고 물은 혼탁해져 있으며 먹을거리라고 해서 깨끗한 것은 아니다. 이런 현실 속에서 살아야 하는 우리는 잠재적으로 비 건강인이 될 수밖에 없는 처지다.

감히 말하지만 야채수는 현대인이라면 누구나 먹어야 하는 건강식품이다. 그래야 하는 이유는 많다. 멀리 갈 것도 없다. 암을 예로 들어보자.

성인의 암 발병률은 날로 가파른 급증세를 보이고 있다. 성인 남성 4명 중 한 명이 암이라는 통계가 잡히고 있다. 당뇨는 또 어떤가? 범국가적으로 예방책을 널리 홍보하고 있지만 그 발병률은 좀체 줄지 않고 있다. 서구화된 식생활로 고지혈증, 고혈압, 심장병까지 우리의 건강은 심한 도전을 받고 있는 것이 오늘날의 현실이다.

만 40세가 넘어서면 국가의 부담으로 의료검진을 실시하는 것도 국민의 건강이 곧 나라의 건강임을 단적으로 입증하는 것이 아닌가 싶다.

한치 앞을 알 수 없는 것이 우리네 인생이라는 말을 더욱 실감한다. 인간은 보이지 않는 시간의 흐름에 몸과 마음을 맡기고 살아가면서 때로는 뒤서거니, 때로는 앞서거니 할 뿐 한 길을 향해 가는 것을 부인할 사람은 없다. 열정과 긍정으로 삶을 건강하게 꾸려나가면서 당당하게 세상과 맞설 때, 야채수가 함께 한다면 걱정이 없을 것이다. 매일 야채수 3컵! 뭐 그리 어려운 투자인가?

건강 예방을 위해, 만성적인 피로에서 벗어나 좀 더 활기차게, 나이와 함께 찾아오는 갱년기질환에 대비해, 야채를 충분히 섭취 못할 때 가까이 두고 적극적으로 음용하라.

꾸준한 음용과 적극적인 자기관리로 건강하게 살아가는 것이 가장 성공한 삶이다. 재물, 명예, 권력도 건강을 잃으면 무슨 소용인가?

12

VEGETABLES

발아현미의 생명력도 함께~
야채수와 현미차 함께 음용하세요!

"식품으로 못 고치는 병은 약으로도 못 고친다."는 말이 있다. 이 말은 약보다 식품의 힘이 강하다는 뜻이기도 하고 식품에 건강의 해법이 들어 있다는 의미이기도 할 것이다.

그 대표적인 식품이 바로 현미다. 정보의 바다 인터넷 검색창에서 현미, 발아현미를 검색해 보자. 그 효과의 극찬은 단순 식품 중 가장 높다. 연관된 식품의 종류도 무궁무진하다. 그만큼 뛰어난 약효의 반증이리라. 실제로 일본 류큐의대 명예교수인 이토 에쓰오 박사는 현미에서 암을 70% 이상 억제하는 새로운 성분을 발견했다고 발표하기도 했다.

일본 야마구치현에서 병원을 운영하고 있는 하시모토 쓰요시 박사는 현미를 통한 식이요법으로 암을 극복하여 화제가 되기도 했다.

이 같은 현미 연구는 우리나라에서도 활발하다. 아주대학교는 현미의 항암효과와 관련해 흥미로운 연구 결과를 발표하기도 했다. 이 발표에 따르면 암을 유발하는 쥐에게 현미의 미강을 투여한 결과 암이 현저하게 억제되는 결과가 나타났다는 것이다.

이렇듯 참으로 놀라운 식품이 현미이지만 여기에는 한 가지 안타까운 점이 있다. 현미의 식감과 소화력이 문제가 된다.

이 문제를 해결한 것이 발아현미다. 발아현미로 만들어 먹으면 소화력이 증강되고 혈액순환 활성물질인 가바도 10배가량 증강한다.

발아현미에는 특히 면역 조정제인 아라비녹실란 성분이 풍부하여 암의 예방과 치료에 큰 도움을 주는 식품이다. 아라비녹실란 투여 시 암세포와 바이러스를 공격하는 NK세포가 가장 많이 활성화되고, 기적의 항암제로 명명되었던 '인터페론'의 생성을 10배나 증가시킨다는 연구 결과도 있다. 그밖에도 T세포, B세포, 대식세포(macrophage), 호중성구 등과 같은 면역세포들도 함께 활성화시키는 것이 확인되었다.

발아현미에는 또 면역력을 정상화시키는 피틴산이 풍부하다. 피틴산의 면역 정상화 작용은 아라비녹실란보다 많이 떨어지지만 대신 피막에 매우 많은 양이 함유되어 있어 매일 발아현미를 먹으면 면역력 정상화에 도움이 된다.

특히 발아현미는 SOD(super oxide dismutase)가 많아 활성산소를 없애준다. 따라서 발아현미를 매일 상식하면 면역 정상화에 큰 도움이 된다.

이러한 발아현미는 30번 정도 씹어 먹으면 좋다. 현미에서 문제가 되는 식감과 소화력이 좋아진다. 그렇다 하더라도 병마에 시달리는 환우들의 경우 일반인과 같은 식사를 권하기는 쉽지 않다. 이때 가장 효율적으로 발아현미의 영양을 섭취할 수 있는 방법이 바로 발아현미차로 즐기는 것이다. 발아현미차와 함께 야채수를 먹으면 그것은 천혜의 건강식이 된다.

13
VEGETABLES

내 몸에 맞는 야채수 음용법
"따로 있을까요?"

야채수는 다섯 가지 야채를 끓여 만든 식품이다. 여기에 명현반응이 있을 것으로 생각하는 사람은 많지 않을 것이다. 하지만 야채수는 다섯 가지 야채를 조합해 말기 암 환자에게 효과가 있게 연구 개발한 식품이므로 분명한 반응을 몸에서 보인다.

음용 초기에 음용 전과 다른 반응이 나타나는 것을 명현반응이라고 한다. 기본 음용법은 식전 공복에 음용하며, 하루 450~600cc까지 음용하는 것이 좋다. 여기에 몸 상태에 따라 음용법을 달리하고, 병증의 종류 및 치료 시기에 따라 음용법을 달리해야 한다.

아토피, 지루성피부염, 여드름과 같은 피부질환과 스테로이드제를 장복한 경우는 처음 음용량을 소량으로 시작하여 반응을 살피면서 서서히 늘려간다. 항암을 마친 그 다음날은 체력이 극도로 떨어질 수 있다. 이때도 하루 150cc 정도만 음용하면서 서서히 450~600cc까지 늘리는 것이 좋다.

　혈압이나 당뇨와 같은 병증은 하루에 450~600cc를 충분히 드시면서 6개월 정도 지속한다. 위나 장이 불편하신 분들은 공복 시에 드시면 간혹 속이 쓰리다는 분들도 있다. 이런 분들은 첫 음용 시 식후 30분 후에 음용을 하고 소화력이 좋아지면 식전으로 돌리면 된다. 병증으로 인해 통증을 느끼거나 불편함이 있다면 음용량을 소량으로 시작하여 서서히 늘리는 것이 좋다.

14

VEGETABLES

건강식품인데
장기 음용해도 괜찮나요?

식품의 종류와 식품에 들어가는 첨가물의 종류는 무한하다. 그러다 보니 몸에 좋다고 하여 아무거나 함부로 먹을 수 없고, 첨가물이 들어 있는지를 분명히 확인해야 한다. 화학적인 가공을 한 첨가물은 체내에 쌓여 간에 무리를 주기도 하므로 병원 치료 시 의사들은 건강식품을 주의하도록 권하고 있다.

원료의 특성을 변형하여 효과를 떨어뜨리거나 과도한 첨가물로 오히려 건강을 해칠 수 있는 먹을거리를 건강식품이라고 생각하고 복용할 수 있기 때문이다.

병원에서 간에 무리가 되는 건강식품은 먹지 말라고 했다며, 일체의 식품 섭취 없이 소화력이 떨어진 시기에 일반 식사에만 의존하는 환우들이 더러 있다.

이것도 결코 바람직한 방법은 아니다. 환우인 경우는 저하된 소화력을 감안해야 한다. 이때 주로 2차 가공된 식품을 먹기도 하는데 고농축이 아니면서 무첨가물의 친환경식품을 섭취하는 것이 좋다.

그렇게 본다면 야채수야말로 일체의 무첨가물 식품이며, 친환경식품이므로 어느 것보다 안전하다고 할 수 있을 것이다.

건강상담사는 매일 수 십 건의 전화 응대를 한다. 성향도 다양하여 일관된 마음으로 상담을 하기가 쉽지 않지만 공감적으로 이해하고, 긍정적 존중과 진실되고 항상 일치된 정보로 응대하려고 노력한다. 어떤 분은 큰언니 같고, 막내 동생 같고, 딸 같기도 하고, 또 마치 연로한 부모님을 살피고 있다는 착각에 빠져들 때도 있으며, 고객의 사연으로 울고, 웃는 일들도 비일비재하다.

"야채수가 최고의 만병통치약이다."라고는 결코 말하지 않는다. 고객의 형편에 맞고, 고객이 수긍하는 통합적 관리 가이드를 안내하여 마음까지 위로하며, 용기를 드리는 상담을 한다.

14편의 시음 후기는 2~3년 전 내용도 있고, 불과 한 달 전 내용도 있다. 글을 사용하겠다는 등재 협조문을 보내고, 통화를 하면서 오히려 고객들의 생기 넘치는 모습과 좋은 일에 쓰이는데 얼마든지 사용하라는 긍정적인 답변에 다시 한 번 감동하고, 우리가 하는 일이 아픔을 나누고, 어려운 짐을 덜어주는 정말 귀한 일이라는 자부심으로 뿌듯했다. 열네 분 모두 지금은 그때보다 더 좋아졌으니 시음 후기를 다시 써서 보내야겠다고 하시며, 감사한 마음을 표해 주셨다. 건강상담사들과 함께 고객관리부를 운영한 지 이제 5년차, 제품만을 판매했다면 야채수는 많은 환우를 웃게 할 수 없었을지 모른다. 그래서 더 보람된 일, 앞으로도 환우들과 소통하며 좋은 정보를 드리기 위해 최선의 노력을 다할 것이다.

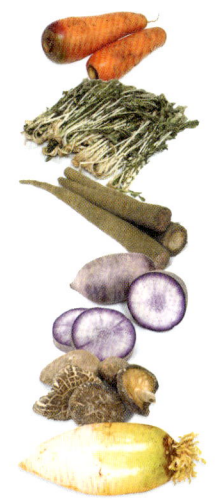

CHAPTER 08

야채수의 진실을 입증하는
14인의 체험기

체험사례 01

유방암 투병 중 알게 된 야채수 건강법은 새 희망이 되었어요!

🌿 글 : 김민주

    저는 8세, 5세 자녀가 있는 35세 유방암 환자입니다. 2008년 9월 4일 유방암 중기 이상이고 빨리 수술하라는 진단을 받았습니다. 친지와 가족들의 걱정은 대단했지만 우선 암에 대한 공부부터 시작했습니다. 서점에 가서 암에 관련된 책자를 읽고 제 나름대로는 한 가지 원칙을 정했습니다.

    통합적 관리 가이드를 작성하여 수행하라는 여러 서적의 조언대로, 가족들과 상황을 논의하면서 먼저 수술을 결정했습니다.

    하지만 그에 앞서 대체요법과 식이요법을 실천해보기로 결심했습니다. 암에 대한 공부를 시작하면서 알게 된 건 암은 내 몸의 면역체계가 약해져서 생긴 것이고, 내 몸의 혈액이 오염돼서 온 병이며, 내 몸을 잘 돌보지 않고 방치해서 온 병이라는 걸 알게 됐기 때문입니다. 그래서 암 치료에 있어 가장 중요한 것은 내 몸을 사랑하는 것부터 시작해야 한다는 걸 깨닫게 되었습니다.

　우선 내 몸이 좋아하는 먹을거리부터 먹기 시작했습니다. 흰쌀밥 대신 잡곡밥을 먹기 시작했고, 채소 위주로 먹기 시작했으며, 된장과 청국장, 생선 등으로 식탁을 차리기 시작했습니다.

　생전 안 하던 운동도 시작했습니다. 하루도 빠짐없이 걷고 또 걸었습니다. 마음을 편히 먹으면 암도 자연치유력으로 고칠 수 있다고 믿고 그러려고 노력하고 또 노력했습니다.

　그리고 또 하나! 우연히 알게 된 야채수 건강법을 실천해보기로 마음먹은 것입니다. 일본 다테이시 가즈 박사의 야채수 건강법은 단번에 저를 사로잡았기 때문이었습니다. 수많은 완치 사례도 그랬고, 무엇보다 제가 너무도 잘 아는 야채로 손쉽게 만들 수도 있겠다 싶어 당장 만들어 먹기 시작했습니다.

　그 효과는 실로 놀라웠습니다. 가장 먼저 느낀 효험은 피로감이 감쪽같이 없어졌다는 점이었습니다. 얼굴 피부도 환하게 밝아져 더더욱 기뻤습니다.

　그리고 야채수 건강법과 더불어 함께 실천한 소변요법을 3개월 정도 병행했을 때 믿을 수 없는 일이 일어났습니다. 유방암의 크기가 아주 조금이었지만 작아지기 시작했던 것입니다.

　신이 났습니다. 더 열심히 실천했습니다. 수술이나 항암을 하더라도 자가면역이 올라가 있다면 이 모든 과정을 잘 이겨내리라 생각했던 계획이 적중했습니다. 무엇보다 값도 저렴하고 손쉽게 만들 수 있어서 제게는 안성맞춤 건강법이기도 했습니다.

2009년 2월에 유방절제수술 받았습니다. 항암치료 8번 했고요. 항암치료를 하면서 야채수는 계속 먹었습니다. 소변요법은 항암치료 할 때는 안 했고 끝난 후 지금까지 하고 있습니다. 같이 암 투병하는 사람들에게 야채수와 소변요법을 많이 권했지만 믿음을 갖고 꾸준히 하는 사람은 오히려 드문 것 같습니다. 그 사이에 하늘나라에 간 암환자들도 몇 명 있습니다. 전 야채수와 소변요법, 꾸준한 운동, 먹을거리 조심, 무엇보다 하나님을 바라보는 믿음생활과 긍정적인 마음가짐이 제일 중요한 것 같습니다.

제가 암 투병을 해본 결과 한쪽 방법만 고집할 것이 아니라 "현대의학(수술할 수 있다고 하면 하고) + 대체의학(야채수, 소변요법 포함, 쑥뜸, 반신욕 등) + 정신면역요법(믿음생활, 마음의 평안, 웃음치료 등)"을 함께 하면 최고의 효과와 암 완치가 될 것 같습니다.

물론 저도 그렇게 달려가고 있습니다. 급한 마음 갖지 말고 천천히 인생을 즐기면서 살아야 할 것 같습니다. 암환자들은 무엇보다 면역체계가 떨어져 있으니 면역기능을 증진하고요.

틀림없이 완치될 수 있으리라 믿으며 오늘도 열심히 야채수 건강법을 실천하고 있습니다.

집에선 직접 제 손으로 만들어 먹지만 외출 시엔 유기 야채수 파우치를 가지고 다니면서 먹고 있습니다. 소변요법과 같이 병행하고 있는데 그 효과는 저에게 새로운 삶의 희망이 되고 있습니다.

체험사례 02

간암 수치가 정상이래요!

🍃 글: 김영순

2007년 9월은 제 인생에서 결코 잊을 수 없습니다. 하늘이 무너지는 고통을 겪어야 했기 때문입니다. 어느 날 느닷없이 내려진 간암 선고. 꿈에서도 생각해보지 않은 일이었습니다. 평소 건강했고 제게 간암이 생기리라곤 상상조차 못해 본 일이었습니다.

하지만 간암 진단은 내려졌고, 이때부터 제 인생에는 온통 불행의 그림자가 드리워지는 것 같았습니다.

그런 제게 침술원을 하고 있는 지인께서 권해준 것이 있었습니다. 야채수와 발아현미차였습니다. 반신반의하면서 집에서 직접 만들어 먹기 시작했습니다. 그 즈음 병원에서는 색전술을 해야 한다고 해서 그해 11월 1차 색전술도 받았습니다.

2008년 새해가 되고 정기검진날이 되었습니다. 검사 결과 약물이 암세포를 잘 덮고 있으며 암 수치도 정상이라는 판정이 내려졌습니다. 불행 중 다행이라는 말이 절로 떠올랐습니다.

정상이라는 말에 마음이 다소 해이해지면서 야채수와 발아현미차를 거르는 날이 잦아졌습니다. 결국 3월 달부터는 야채수 복용을 중단하기에 이르렀습니다. 귀찮다는 이유였습니다.

그해 5월 또다시 있는 정기검진날. 혈액 검사와 CT 검사 결과 앞에서 저는 또 한 번 절망하지 않을 수 없었습니다. 그동안 마음 놓고 있었는데 간의 또 다른 부위에서 암세포가 발견되었기 때문입니다.

6월, 2차 색전술을 받았습니다. 하지만 2차 색전술까지 해도 암세포는 좀체 잡을 수가 없었습니다. 10월에 또 다른 암세포가 발견되면서 저의 절망도 깊어만 갔습니다. 안 되겠다 싶었습니다. 이러다가 죽을지도 모른다는 생각이 들면서 정신이 번쩍 들었습니다. 이때부터 제가 열일 제쳐놓고 하나의 신앙처럼 먹기 시작한 것이 있었습니다. 간암 발견 초기에 먹다가 중단해버렸던 야채수와 발아현미차를 다시금 복용하기 시작했던 것입니다.

그렇게 한 달 정도 온 정성을 다해 야채수와 발아현미차를 복용했고, 11월 3차 색전술도 받았습니다.

어느덧 그로부터 2년이 지났습니다. 지금까지도 약물은 암세포를 잘 덮고 있다는 진단을 받고 있으며 다행히 다른 암 덩어리는 발견되지 않고 있습니다. 암 수치도 정상이랍니다.

물론 전적으로 야채수의 덕분이라고는 생각하지 않지만 오늘날까지 이렇게 건강하게 살 수 있는 건 야채수가 큰 역할을 담당했다고 확신하고 있습니다.

앞으로 여유가 된다면 남편과 아이들에게도 야채수와 발아현미차를 복용하도록 하고 싶은 게 저의 솔직한 바람입니다.

Tip

수차례 색전술을 실시하면서 암이라는 녀석이 얼마나 활동적인지를 알 수 있었을 것입니다.

하지만 앎으로 끝나서는 절대 안 됩니다. 실천입니다. 색전술 몇 차례 하시고, 몸의 변화를 느끼면서 몸을 되살릴 적절한 대처법을 찾으신 것 같아 정말 기쁩니다.

체험사례
03

직장암 진단, 그 후…

글 : 이형준

저는 2007년 말에 건강검진을 통해 직장암(3기B)을 발견하여 수술과(인공장루를 7개월 함) 항암, 그리고 복원수술을 거쳐 지금에 이르고 있습니다. 저와 같은 환자분에게 조금이나마 도움이 되었으면 하는 마음에 두서없는 글이지만 감히 올려 봅니다.

수술하기 전부터 야채수프에 대해서 알고 있었습니다. 야채수프만으로 암이 완치되었다는 사례도 알고 있었지만, 막상 제가 현실적인 입장에 처하자 병원치료는 안 하고 야채수프만 먹으려는 용기는 나지 않았습니다.

병원에서 외과적인 수술과 항암치료를 받고나서 검사 결과가 좋았지만 재발(전이)의 공포에서는 벗어날 수가 없었습니다.

그래서 예방 차원에서 야채수프를 먹어 보려고 고민하다가 야채수를 선택하게 되었습니다.

항암 후 복원 수술 전(12월 2일 복원 수술함)까지 체력은 바닥이었지만 체중은 80kg 이상이었습니다(아프기 전 체중은 73~4kg). 나름 등산도 하고 운동도 했지만 잘 빠지지도 않고 힘만 들었습니다.

야채수를 보름 정도 복용하다 복원수술을 하게 되었는데 특히 제가 말하고 싶은 내용은 지금부터입니다. 인공장루를 하고 있을 때는 문제가 안 되었지만 복원수술을 하고나니 배변이 문제였습니다.

모든 직장암 환자들이 수술 후 겪는 과정이지만 처음 1~2개월은 하루에 화장실을 족히 70~80번은 갔을 정도입니다. 변이 조금만 묽어도 더 심해져서 야채수도 정기적으로 먹지 못했습니다.

이럴 때는 양을 조절해 가면서 되도록 하루 3번 정기적으로 음용하려 노력 했습니다.

어제는 복원수술을 한 지 꼭 4개월째 되는 날입니다. 직장이 거의 없어서 적응하는 데 다른 사람들보다 2~3배는 힘들 것이라고 의사선생님도 말씀하셨지만 지금 저의 상태는 너무 좋은 상태입니다. 하루 화장실 가는 횟수도 총 10회 이내여서 이 정도로도 꿈만 같습니다.

야채수가 변비환자에게는 원활한 배변을, 저 같은 사람에게는 정상적인 배변을 회복시켜 준다고 들었는데 정말 빈말은 아니었나 봅니다.

물론 장기가 시간이 지남에 따라 자체적으로 적응한 부분도 있겠지만 지금 생각해 보면 의외로 빠르게 회복된 것은 야채수를 꾸준히 복용한 결과라고 믿어집니다.

또한 80kg 이상까지 나가던 몸무게도 지금은 아프기 전 73~74kg의 몸무게로 돌아왔습니다. 체력도 많이 좋아져서 등산도 하며 1주에 2~3회 1~2시간씩 축구도 합니다. 주변에서는 외관상으로 전혀 환자 같지 않다고들 말합니다. 지금의 추세라면 앞으로 더 많이 좋아질 것으로 믿고 있습니다.

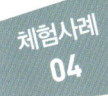

우리 신랑 B형 간염 야채수로 고쳤어요!

🍃 글: 정은희

   제가 야채수와 인연을 맺게 된 것은 중학생인 아들의 건강에 문제가 있어서였습니다. 난치성인 크론병이었는데, 지난해 3월부터 하루 3포씩 꾸준히 복용시켰더니 날로 좋아져서 지금은 다섯 식구가 모두 음용하고 있습니다.

   아이의 병도 많이 좋아져 지금은 한 달에 한 번 병원 진료를 받고 있습니다. 담당의사 선생님의 말씀에 의하면 혈액 검사 결과는 아주 좋다고 하니 얼마나 기쁜지 모르겠습니다.

   이렇게 해서 먹기 시작한 야채수는 엉뚱한 곳에서 의외의 결과를 나타내 우리 가족을 놀라게 했습니다.

   남편의 B형 간염에 효과를 보인 것입니다. 남편은 B형 간염 보균자입니다. 그런데 어느 날 갑자기 간수치가 높아져서 작년부터 주기적으로 서울아산병원에 다니고 있었습니다.

그런데 야채수를 먹기 시작하면서 간수치가 정상수치로 나오기 시작한 것입니다. 물론 약도 함께 복용 중이었습니다. 전적으로 야채수의 덕분이라고 말할 수는 없지만 분명한 것은 야채수를 꾸준히 먹기 시작하면서 간수치가 정상수치로 돌아섰다는 점입니다.

야채수의 효능은 제게도 예외는 아니었습니다. 저 또한 갑상샘 기능항진증으로 7년째 호르몬제를 먹고 있었습니다. 그러면서 일년에 한 번씩 병원 진료를 했습니다. 그런데 작년 10월 진료를 마친 의사가 뜻밖의 말씀을 하셨습니다. 결과가 좋다면서 3개월 뒤에는 약을 끊어도 된다고 하시더군요. 그래서 지금은 약도 끊은 상태입니다. 컨디션도 좋고 아침에 피로감을 느낄 수 없어서 너무나 좋습니다. 다가오는 3월에 다시 진료를 받을 생각입니다.

한 가지 더! 비염도 심했는데 지금은 그 증상을 거의 느끼지 못하고 있습니다. 99% 나은 것 같습니다. 물론 추운 날씨에 노출되면 약간의 코 가려움증은 느껴지지만 생활하는 데 전혀 불편함은 없습니다. 이 모두가 야채수와 연관이 깊은 것 같습니다. 그래서 너무나 감사하고 또 감사하며 하루하루를 열심히 살고 있습니다.

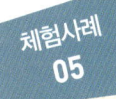

믿기 어려운 효능이 나타났어요!
🍃 글: 박경자

　야채수와의 인연은 친정 엄마가 위암 초기 진단을 받으면서부터였습니다. 식사도 제대로 못 하시면서 고통스러워하는 엄마께 제가 해드릴 수 있는 일은 별로 없었습니다. 안타까운 마음에 이것저것을 알아보던 중 야채수의 효능에 대해서도 알게 됐습니다. 곧바로 어머니께 보내드렸는데 열흘 정도 음용하자 놀라운 효과가 나타났습니다. 식사도 잘 하시게 되었고 몸이 몰라보게 좋아졌기 때문입니다. 물론 병원 치료도 함께 병행한 결과겠지만 그래도 야채수의 효능을 무시할 순 없었습니다.

　무엇보다 좋아하던 술을 멀리하게 된 건 지금 생각해도 불가사의하게 느껴집니다. 술을 많이 좋아하셔서 평소 자주 드시던 분이었습니다.

　그런데 위암 진단을 받으시고 야채수를 복용하기 시작하면서 그 좋아하던 술도 먹고 싶은 생각이 없으시다면서 일체 입에 대지 않게 됐습니다.

야채수 때문인지, 아니면 위암이라는 무서운 병 앞에서 마음을 새롭게 고쳐먹은 것인지 확실하지는 않지만 엄마가 술을 멀리하게 된 것은 너무나 반가운 일이 아닐 수 없었습니다.

위암 초기 진단을 받았던 친정 엄마는 지금은 건강을 회복하여 건강하게 잘 지내고 있습니다. 그러면서 늘 말씀하십니다. "내 딸이 나를 살렸다."고 기회가 있을 때마다 칭찬을 하신답니다. 야채수 때문에 제가 효녀가 됐어요.

야채수의 진가는 여기서 끝나지 않았습니다. 고3이던 조카가 스트레스 때문인지 생리가 1년 이상 없어서 병원치료를 해야 했습니다.

그래도 차도가 없어서 모두들 걱정하다가 야채수를 한 번 먹게 해보자는 저의 의견에 언니는 망설임없이 조카에게 야채수 복용을 하게 했습니다. 엄마의 경험이 있었기에 한치의 망설임도 없이 이같은 결정을 할 수 있었습니다.

그런데 다만 걱정이었던 것은 과연 야채수가 생리가 안 나오는 증상에도 효과가 있을까 하는 것이었습니다. 모두들 반신반의하며 결과를 기다려보기로 했습니다. 그리고 한 달 정도가 지났습니다. 어느 날 언니로부터 전화가 왔습니다. 고맙다는 전화였습니다. 조카의 몸이 정상으로 돌아왔다는 것이었습니다. 생리를 시작했던 것입니다.

그런데 더 놀라운 사실은 이것이 다가 아니라는 데 있었습니다. 70kg이나 되던 조카의 몸무게가 57kg까지 감량됐다는 소식이었습니다. 모두들 어안이 벙벙했습니다. 이 일을 계기로 우리 가족은 모두 야채수를 복용하기 시작했습니다.

진작부터 복용하고 싶었지만 아이 셋을 부양하려다 보니 사실 경제적인 여유가 조금 부족해서 미뤄왔는데 건강이 첫째이고, 아이들 성장기도 다시 돌아오지 않기에 결심을 했습니다.

제게 한 가지 바람이 있다면 많은 사람이 야채수의 효능을 함께 누려서 건강한 가족, 행복한 가정의 기쁨을 함께 할 수 있기를 바랍니다.

체험사례 06

직장암인 저에게
너무 감사한
야채수와 발아현미차

글 : 윤정혜

2006월 12월….

그 당시 30대 초반이었던 제게는 하늘이 무너지는 일이 생겼습니다. 직장암 진단을 받았던 것입니다. 그것도 3기였습니다. 젊은 나이에 직장암 3기라니… 하늘이 노랗게 보인다는 말의 뜻을 그제서야 비로소 알 수 있게 되었습니다.

그나마 다행인 것은 집안에 의료인이 많다는 것이었습니다. 모두들 얼마든지 나을 수 있는 병이라며, 너무 걱정하지 말라고 했지만 그래도 암에 대한 공포는 쉽사리 가시지 않았습니다.

여기저기 알아봐서 한 대학병원에서 수술을 했습니다. 그리고 인공 장루도 8개월 정도 하고 있었습니다. 하지만 직장암은 수술을 한다고 해서 모든 치료가 끝나는 것은 아니었습니다. 힘들고 고통스러운 항암치료를 해야 했습니다. 일찍이 경험해보지 못한 고통스런 치료. 너무 힘들어서 하루에도 몇 번씩 포기하고픈 마음이 간절했습니다. 하지만 너무나 안타까워하는 가족과 친구들이 있었기에 힘들게 힘들게 버틸 수 있었던 것 같습니다.

그러는 사이 2년이 지나갔고, 2008년 10월 실시한 정기검진은 또 한 번 제게 좌절을 안겨주었습니다. 암세포가 간으로 전이가 되었다는 진단이 나왔던 것입니다. 눈앞이 캄캄했습니다. 이제는 힘들지도 모른다는 생각이 들면서 뭔가를 해봐야 했습니다. 가만히 앉아서 죽을 날만 기다리고 있을 수는 없는 일이었습니다.

이때 제가 선택한 방법은 바로 야채수와 발아현미차를 복용하기 시작한 것입니다. 야채수와 발아현미차는 암 진단을 받았을 때 많은 사람들이 한 번 먹어보라고 권해준 것이었지만 반신반의하며 먹지를 않았습니다. 하지만 이제 더 이상 물러설 곳이 없었고, 많은 사람들의 사례를 한 번 믿어보기로 했습니다.

그때부터 열심히 먹기 시작한 야채수와 발아현미차. 그런 덕분일까요?

지금까지 아무 이상 없이 잘 지내고 있답니다. 병원에는 6개월마다 한 번씩 정기검진을 하고 있어요. 병원에 갈 때마다 무섭고 겁도 나지만 암세포가 더 이상 커지지도 않고 있다는 말을 들으면 힘이 납니다. 그 힘으로 열심히 야채수와 발아현미차를 복용하고 있습니다.

그리고 기쁜 소식은 지난 10월에는 결혼도 해서 행복한 가정도 꾸몄답니다. 이 모두가 야채수와 발아현미차 덕분이 아닐까 싶습니다.

　야채수와 발아현미차를 복용하고 나면 몸에서 열이 오르는 느낌을 받는데 이것이 암 치료에 도움을 주는 것 같습니다. 몸이 따뜻하면 면역력을 높여준다고 하잖아요.

　지금도 암으로 말 못할 고통을 받고 있을 이 땅의 수많은 환우 여러분. 결코 희망을 잃지 마세요. 믿는 대로 된다는 마음으로 우리 함께 이 고난을 이겨내도록 노력해보았으면 좋겠습니다.

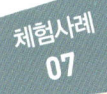

저는 이렇게 했어요.
여러분도 한 번 해보세요!

글 : 지태란

저는 원래 건강 체질이 아니었습니다. 평소에도 몸이 좋지 않아 골골거리기 일쑤였고, 건강은 언제나 저의 고민거리였습니다. 혹시 큰 병이 생기면 어쩌나 늘 걱정하고 있었는데 이 같은 우려가 현실로 나타났을 때 하늘이 무너지는 것 같았습니다.

유방암 진단을 받았던 것입니다. 건강이 안 좋다는 건 느끼고 있었지만 암이라니… 그것도 유방암이라니…. 처음에는 받아들이기 쉽지 않았습니다.

절망하고 있을 시간도 없이 수술을 해야 했고, 항암치료도 해야 했습니다. 너무나 숨가쁘게 진행되는 치료 일정. 수술 후 이어지는 항암치료는 못 견딜 정도로 힘들었습니다. 결국 1차만 하고 그만두었습니다.

그 대신 제가 선택한 것은 야채수였습니다. 항암치료 중 야채수에 대해 알게 됐는데 이것이다 싶더군요. 수많은 체험 사례들이 제 마음을 움직였기 때문입니다. 실제로 야채수를 드시고 암이 나은 분도 찾아뵙고 도움을 받기도 했습니다.

그래서 각오를 다지며 먹기 시작한 것이 야채수였습니다. 이와 함께 현미식을 하고 야채식도 꾸준히 병행했습니다. 운동도 열심히 하면서 몸 관리와 체질개선, 면역력 회복에 최선의 노력을 다했습니다.

그렇게 6개월 정도가 흘렀습니다. 6개월마다 해야 하는 정기검진날. 몸 상태는 그리 좋지 않았습니다. 그래도 아직 절망하기에는 이르다 싶었습니다. 더 열심히 철저한 식이요법을 했고, 야채수도 열심히 복용했습니다.

6개월에 한 번씩 정기적인 병원 검사만 하면서 야채수를 3년째 먹어오고 있는 지금, 제 몸은 완전히 건강을 회복했습니다. 많은 사람들이 제게 물어봅니다. 어떻게 좋아졌냐고. 그런 분들께 저는 당당히 말합니다. 야채수와 식사요법 덕분이라고.

오늘도 저는 하루 두 번 정도 야채수를 먹으며 건강을 지키고 있습니다. 다른 분들께도 말씀드리고 싶습니다. 야채수의 약효를 한 번 믿어보라고 꼭 당부드리고 싶습니다.

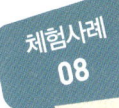

야채수는
비염을 잡는 데도 최고!

글 : 강귀철

비염으로 고생한 지가 무려 10년이 넘습니다. 그래서 직장에서 얻은 별명도 있습니다. '코찍이'라는 별명이 생길 정도로 코는 항상 제게 고통과 원망의 대상이었습니다.

환절기뿐만이 아닙니다. 늘 코 때문에 힘들어 하는 것이 저였습니다. 그런 제게 어느 날 직장 동료가 권해준 것이 있었습니다. 야채수였습니다. 어디서 들었는지 비염에 좋다며 한 번 먹어보라고 했습니다.

무엇보다 안심이 됐던 것은 틀림없는 유기가공식품이라는 점이었습니다. 내용을 확인해보니 첨가물도 전혀 들어 있지 않은 깨끗한 식품이었고, 야채로 만든 것이니 먹어 나쁠 것이 없다는 생각이 들었습니다.

비록 제가 원하는 맛은 아니었지만 비염을 낫게 할지도 모른다는 말에 한 번 먹어보기로 했습니다.

그런데 이게 웬일일까요? 처음에는 맛이 없어 먹기 고약했는데 먹으면 먹을수록 그 맛에 빠져드는 느낌을 지울 수가 없었습니다. 한결 먹기가 수월해졌고, 그렇게 2주 정도를 먹었을 때였습니다. 어느 날 왠지 모르게 코가 점점 편해지기 시작했습니다. 숨쉬기가 한결 수월해졌습니다.

지금 2개월째 먹고 있는 중입니다. 6개월은 장복할 생각입니다. 무엇보다 면역에도 좋고 체질개선에도 도움이 된다고 하니 더욱 더 믿음이 가고 확신도 생깁니다.

제 비염이 말끔히 낫는 날, 야채수를 소개해준 친구한테 한 턱 단단히 낼 생각입니다.

지금 제 바람은 하나뿐입니다. 코찍이라는 별명 대신 다른 별명으로 불리기를 소원합니다. 야채수 홍보맨으로 불리는 건 어떨까 생각 중입니다.

ㅋㅋ, ㅎㅎ, 웃고 삽시다~~@.@

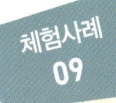

10개월째 야채수를 음용하면서…

🍃 글 : 김경미

제 불행은 20대에 몸 관리를 제대로 하지 못하고 공부하며 일하며 밤샘을 너무나 많이 하면서 몸을 혹사한 때문이었습니다.

그 영향은 30대로 접어들면서 하나둘 모습을 드러내기 시작했습니다. 체력은 언제나 바닥이었고 혈뇨가 나오기 시작했습니다. 저녁이 되면 하체가 많이 부어서 치마를 입기조차 곤란할 정도였습니다.

그러던 중 방송을 통해 야채수를 알게 되었습니다. 많은 암 환자가 효과를 보았다고 소개가 되더군요. '암이 나을 정도라면 제게도 효과가 있지 않을까?' 생각했습니다. 그래서 남편과 함께 먹어보기로 결심을 했습니다.

음용하기 시작하자 처음에는 여러 가지 명현반응이 나타났습니다. 졸림과 손가락과 관절의 쑤심, 예전에 다쳤던 관절들의 통증,

얼굴의 뽀루지까지…. 매스꺼움과 아랫배의 더부룩함까지 다양한 증상들이 나타났습니다.

그러나 이러한 증상들은 얼마 지나지 않아 사라졌고, 한두 달 정도 지났을 때부터 몸이 좋아지는 것을 피부로 느낄 수 있었습니다. 야채수를 마시기 시작하면서 그렇게 골골하던 제가 감기 한 번 걸리지 않은 것은 정말 기적같은 일이었습니다. 체력이 좋아짐을 하루하루 실감할 수 있었습니다. 예전에는 상상조차 못해 본 일! 매일 아침 새벽에 일어나 집 뒤에 있는 산에 다녀올 정도도 되었습니다. 정말 꿈만 같았습니다. 이때부터 아침 6시에 일어나서 산을 한 바퀴 돌고 와서 밥 먹고 회사 출근을 합니다.

예전에는 회사에서도 오후만 되면 졸음이 쏟아져서 눈을 뜰 수가 없었는데 그런 증상도 말끔히 없어졌습니다. 다리가 붓는 증상도 눈에 띄게 좋아져서 야채수를 마시기 전과 비교하면 50% 정도는 덜 붓는 걸 느낍니다.

무엇보다 아침마다 화장실에서 시원하게 일을 보고 출근을 할 수 있게 돼서 너무나 행복하답니다. 생리통도 심해서 약을 꼭꼭 먹어야 했었는데 약을 먹지 않고도 지낼 수 있게 되었습니다. 아직 완전히 좋아지지는 않았지만 점점 좋아지고 있는 걸 느낍니다. 생리기간 때는 기력이 완전히 바닥이 나서 직장만 간신히 다녀야 했습니다. 그런데 이제는 전혀 문제가 없습니다. 생리기간 중에도 평상시와 별반 다르지 않게 활동할 수 있게 돼 축복을 받은 기분이 듭니다.

이렇게 몸이 좋아지니 주말의 풍경도 많이 바뀌었습니다. 예전에는 주말만 되면 집에서 누워 마치 시체놀이라도 하듯 꼼짝 할 수 없었는데 지금은 전혀 그렇지 않습니다. 체력이 좋아지니까 사는 게 즐겁고 나들이 가고 싶은 마음도 생기고…. 그리고 다른 건 몰라도 피부가 완전히 좋아진 점은 너무나 저를 행복하게 합니다. 예전에는 여드름이 굉장히 많았었는데 이제는 피부 좋다는 소리를 듣고 있으니까요.

이같은 변화는 제게만 나타난 것이 아닙니다. 남편에게도 마찬가지입니다. 남편은 원래 축농증이 심해서 행여 감기라도 걸리면 출근을 못할 정도로 힘들어 했습니다. 감기에 걸릴 때마다 독한 항생제를 먹어야 하는 게 늘 마음에 걸렸었는데 야채수를 먹기 시작하면서 감기에 한 번도 걸리지 않더라고요. 그뿐만이 아닙니다. 난시가 심해서 안경이 조금만 비뚤어져도 어지러워했었는데 요새는 살짝 어딘가에 부딪혀서 안경이 비뚤어져도 괜찮다고 하니 신기하기만 합니다. 안경이 약간만 비뚤어져도 안경점에 가서 균형을 맞춰야 했었거든요.

마지막으로 저희 엄마! 20년 정도 된 당뇨로 고생하시던 엄마에게도 야채수는 최고의 선물이 되었습니다. 2~3년 전부터는 만성 설사에 혈당이 안 잡혀서 종종 입원을 해야 할 정도였습니다. 퇴원 후에도 설사는 계속 되었고, 인슐린까지 맞게 되셨는데 야채수를 드시기 시작하면서 인슐린을 완전히 끊을 수 있게 됐습니다. 그 지긋지긋하던 설사도 멈추었습니다.

지금은 당뇨약을 드시면서 혈당을 조절하고 있고 야채수는 꾸준히 먹고 있습니다. 언젠가는 당뇨약도 끊을 날이 오리라 믿고 있습니다.

우리 가족에게 야채수는 구세주와도 같습니다. 야채수를 만나게 되어 너무나 감사하고 있습니다. 야채수는 꾸준히 먹어야 효과를 볼 수 있는 것 같습니다. 저는 하루에 2포씩 아침저녁으로 먹고 있습니다.

이와 함께 식단에도 변화를 주었습니다. 현미밥을 먹기 시작했고, 서서히 육식도 줄여나가고 있습니다. 지금은 거의 채식을 하고 있는 편입니다. 우리의 입맛도 바뀌는 것 같아요. 예전에는 고기를 참 좋아했는데 요즘에는 먹을 기회가 있어도 손이 잘 안 가더라고요.

너무 앞뒤 없이 주절주절 썼지만 반신반의하며 시작한 야채수는 제게 건강이라는 최고의 선물을 준 것임에는 틀림없습니다.

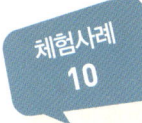

엄마의 알레르기 야채수를 음용하고 회복됐어요!

🍃 글 : 김판임

몇 달 전부터 시작된 엄마의 피부 알레르기. 엄마의 그 고통은 말로 못할 정도였습니다. 약을 하루에 한 번씩 안 먹으면 밤새 피부가 벌겋게 올라와서 잠을 한 시간도 못 자고 끙끙 앓아야 했으니까요.

가렵고 열나고… 정말 고통스러워했습니다. 그래서 정말 유명한 대학병원에서 100만 원을 호가하는 검사도 받아보고 좋다는 약은 다 먹어보았지만 약을 먹을 때뿐, 엄마의 증상은 쉽사리 호전되지 않았습니다.

약이 나쁘고 독하다는 걸 알면서도 당장 가려우니까, 또 열이 나니까 안 먹을 도리가 없었습니다. 비록 약을 먹을 때뿐이라는 것을 알면서도 엄마는 하루에 한 번씩 약을 먹으면서 알레르기의 고통을 이겨내고 있었습니다.

그걸 보면서 저는 마음이 아팠습니다. 저 독한 약들이 분명히 엄마의 몸을 더 상하게 하리라는 걸 너무도 잘 알고 있었기 때문입니다. 그러나 더 절망스러운 건 그것을 뻔히 알면서도 제가 해줄 수 있는 일은 별로 없다는 데 있었습니다.

너무나 안타까운 마음에 대전에서 서울까지 가서 전문치료를 받아보기도 했습니다. 행여 서울에서는 근본적인 치료를 할 수도 있지 않을까 해서였습니다.

하지만 서울의 용하다는 그 병원에서도 연고와 부항, 뭐 그 정도를 해주었습니다. 근본적인 치료를 원했던 저는 실망만 안고 엄마를 모시고 다시 대전으로 돌아와야만 했습니다.

그러던 어느 날 책을 사러 서점에 갔다가 야채수라는 책을 뒤적여 보게 되었습니다. 엄마 생각에 그 자리에서 책 한 권을 거의 다 읽어내려 갔습니다.

세상에! 제가 찾던 근본적인 치료법이 거기에 있었습니다. 바로 이거다 싶었습니다. 곧바로 책을 사서 엄마한테 가지고 갔습니다. 처음에는 "설마?" 하며 약간 의심하는 눈치였습니다. 그런 엄마께 "우선 책부터 읽어보시라."며 두고 제 집으로 왔습니다.

다음날이었습니다. 엄마한테서 전화가 왔습니다. "책을 어떻게 구했느냐?"며 호기심을 보였습니다. 그 후의 일은 일사천리로 진행됐습니다. 엄마는 결국 야채수를 드시기 시작했습니다.

그런데 한 일주일 정도 음용했을 때 엄마의 피부에는 생전 처음보는 좁쌀 같은 것들이 벌겋게 올라오기 시작했습니다. 엄마와 저는 너무나 놀라서 '병원에 가야 하나, 어떻게 해야 하나?' 고민하다가 그냥 며칠 뒤 보기로 했습니다. 이것이 명현반응이라 여겼지만 병원을 갈까, 참아낼까, 이왕 몇 년을 이겨내 왔던 피부병 며칠 못 참겠냐 싶어 참았습니다.

그렇게 3일 정도가 지났을 때 또다시 믿을 수 없는 일이 일어났습니다. 그렇게 좁쌀처럼 돋아났던 것이 언제 그랬냐는 듯 쏙 들어간 것입니다. 그리고 이때부터 엄마의 몸에는 변화가 오기 시작했습니다. 약을 먹지 않아도 서서히 알레르기 반응이 없어졌기 때문입니다.

지금은 약을 아예 먹지 않고 있습니다. 엄마는 약으로부터 해방됐다며 너무나 기뻐하고 계십니다.

그런 엄마의 변화를 지켜보면서 지금 임신부인 저도 아기한테 좋을 것 같아 몇 번 야채수를 먹어보았습니다. 그랬더니 대변도 잘 나오고 몸도 한결 가벼워진 것 같고 해서 앞으로는 꾸준히 먹어볼 생각입니다.

> 체험사례 11

돌아보면 힘들었던 1년…
다시금 활짝 웃게
되었습니다

🌿 글 : 김이영

어느새 장미꽃이 만발한 5월의 끝자락이군요. 작년 5월 27일 남편은 고지혈증과 당뇨, 녹내장, 심한 위염, 변비, 당뇨병성 망막증 등 수많은 병명을 한꺼번에 진단받았습니다. 그 충격이야 아마도 보통 사람들은 상상조차 할 수 없을 것입니다. 둘이 마주보고 얼마나 울었는지 모릅니다.

주말 부부로 살아온 지 어언 10년. 그저 살기에 바빠 건강을 돌보지 않은 채 살아온 것이 너무나 후회스러웠습니다. 하지만 그로부터 꼭 1년이 지난 오늘 우리 부부는 다시금 활짝 웃게 되었습니다.

- 고지혈증-정상
- 녹내장-진행 정지
- 위염-거의 느끼지 못할 정도로 호전

- 변비—완치
- 당뇨병성망막증—8차례의 레이저 치료 후 진행 정지 및 시력 회복
- 당뇨 혈당치 – 당화혈색소 6.3

 돌아보면 정말 힘든 1년이었지만 지금은 웃으면서 잘 살아가고 있습니다. 어떻게 해서 이런 기적 같은 일이 일어났는지 많이 궁금할 것입니다. 제가 감히 말씀드릴 수 있는 것은 지난 1년간 야채수를 정말 열심히 끓여 먹었다는 사실입니다. 외출 시에는 주문한 야채수를 가지고 다니면서 먹었습니다. 또 발아현미차를 병행하며 실행하였더니 정말 우리 가정에 기적이 일어난 것입니다.

 야채수를 먹기 시작한 지 5일 정도 지나니 정말 거짓말처럼 혈당치가 내려가기 시작했습니다. 그뿐만이 아니었습니다. 속이 편해지기 시작했고 몸 상태가 점점 호전이 되면서 조금씩 기운을 차릴 수 있었습니다. 결국 1개월간의 병가를 마치고 회사출근도 할 수 있게 되었습니다.

 물론 저는 직장을 그만두고 남편의 간호를 위해 온정성을 다했습니다. 시간 맞춰 야채수와 발아현미차를 먹을 수 있도록 해주었고 운동도 할 수 있게 옆에서 부추기고 도왔습니다. 남편이 먹을 음식 하나에도 세심한 신경을 썼습니다.

 그렇게 1년이 지났을 때 남편은 '건강 회복'이라는 커다란 선물을 받고 너무나 기뻐하고 있답니다. 지금은 의사도 놀랄 정도로 관리가 잘 되고 있어 병원에 다녀오면 아이처럼 즐거워한답니다. 앞

으로도 계속 지금처럼 열심히 살면 완치도 가능하리라는 희망으로 살아갑니다. 이글을 읽는 모든 분들의 가정에도 행복이 깃들기를 기원합니다.

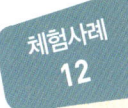

체험사례 12

변화를 경험하면서 야채수 전도사가 되었습니다

🍃 글 : 서윤엄마

저는 지금으로부터 1년 전부터 손바닥의 일정 부분에 물집이 들어 있는 한포진이라는 피부질환을 앓기 시작했습니다. 한 번 가렵기 시작하면 그 고통은 참기 힘들었습니다.

최고로 약효가 강하다는 피부과 약도 발라보았지만 바를 때뿐, 한포진은 좀체 낫지 않았습니다.

그런 제게 야채수를 권해준 사람이 있었습니다. 혹시나 하는 생각으로 한 번 음용해보기로 했습니다. 연고를 당장 끊고 야채수를 마시기 시작했습니다. 그렇게 하루가 가고 이틀이 가고, 4개월이 흘렀습니다.

그러나 손바닥의 가려움증은 별로 차도를 보이지 않았습니다. 특별한 변화가 없자 돈이 아깝다는 생각도 솔직히 들었습니다. 하지만 최종 목표인 6개월까지만 버텨볼 요량이었습니다.

주변에서 흔히 먹는 채소들이니까 특별히 몸에 해가 되지는 않겠지 하는 생각을 하며 계속 음용했습니다. 그렇게 6개월이 지난 어느 날부터 손바닥에 생겼던 수포가 한두 개씩 사라지기 시작했습니다.

그리고 지금 제 피부는 반질반질 윤기 나는 피부로 변했습니다. 그 유명하다는 피부과에서도, 온갖 정보가 넘쳐나는 인터넷 정보로도 고칠 수 없었던 한포진. 모두들 하나 같이 완치되지 않는다고 했지만 완전히 깨끗해져 그 기쁨 이루 헤아릴 수 없을 정도입니다.

야채수를 두고 벌인 실험 대상은 저뿐만이 아니었습니다. 젊은 나이에 과도한 업무 스트레스와 잦은 술자리로 인해 고혈압 진단을 받고 2년 가까이 혈압 약을 복용하고 있었고, 설상가상 당뇨병 진단까지 받았던 남편도 야채수의 혜택을 톡톡히 보았습니다.

사실 남편은 보험회사의 보험 신규 가입을 퇴짜 맞을 정도로 건강 상태가 심각했습니다. 그런 남편이 야채수 복용과 함께 혈압 약을 서서히 줄여나가 한 달 만에 약은 일절 먹지 않고 오로지 야채수로만 버티는 초인적인 실험을 했습니다.

그리고 4개월이 지났을 때 남편의 몸에서는 놀라운 변화가 나타나기 시작했습니다. 160~170이던 혈압이 130 정도까지 높아졌다 낮아졌다를 반복하더니 지금은 근 한 달간 정상수치를 유지하고 있습니다. 특별히 운동을 하지도 않았습니다. 그렇다고 생활패턴이 바뀐 것도 없습니다. 그러니 야채수의 효과 때문이라고 생각할 수밖에 없습니다.

야채수의 진가는 우리 집 여섯 살 난 딸아이에게도 나타났습니다. 아이들은 걸핏하면 감기에 잘 걸리잖아요. 그런데 야채수를 먹이기 시작하면서는 감기로 인해 병원에 간 적이 없습니다.

에어컨이나 기온차로 인해 약간씩 콜록거리다가도 야채수를 따뜻하게 데워서 먹이면 괜찮아지더군요.

그리고 또 하나! 다섯 살까지 표준그룹에 속하던 키가 올해 들어 상위그룹으로 변경되었습니다. 그렇다고 특출나게 큰 것은 아니지만 또래보다 좀 큰 편이어서 안심이 됩니다.

이렇듯 야채수는 제 가족이 몸소 체험하고 변화를 경험한지라 가까운 사람들에게는 적극적으로 권하면서 입소문을 내고 있습니다. 제 친구들은 깨끗해진 제 손을 보고는 다들 고개를 끄덕입니다. 딸아이 친구 엄마들은 건강해진 딸아이를 보며 고개를 끄덕입니다. 남편의 직장 동료들은 건강검진에서 매번 재검이 나왔었는데 그러지 않는 것이 놀랍다면서 고개를 끄덕입니다. 제 엄마와 이모님들은 관절염으로 고생하셨는데 제가 권해서 야채수를 드신 후부터는 절에서 108배를 하실 정도로 좋아졌습니다.

저는 지금 또 다른 도전을 시작했습니다. 저는 20살 때부터 얼굴에 좁쌀 화농성 여드름이 나기 시작해 지금도 말 못할 고통을 겪고 있었습니다. 그동안 안 다녀본 피부과가 없고 안 해본 치료가 없을 정도입니다. 아주 고가의 화장품도 써봤고, 집에는 200만 원짜리 고가의 마사지기까지 가지고 있습니다.

그래도 낫지 않았던 화농성 여드름에 야채수를 스킨 대신 바른 지 한 달이 되어 갑니다. 이것 외에는 아무 것도 바르지 않고 있습니다. 희망적인 소식을 전할 날이 빨리 왔으면 좋겠습니다.

체험사례 13

백혈병 치료 중인 분에게 적극 추천합니다

글 : 소민수

여섯 살인 제 아이는 현재 백혈병 치료 중입니다. 치료를 시작한 지는 2년이 좀 안 되었습니다. 골수 혼합형 백혈병이라 치료과정이 힘들었습니다. 무엇보다 아이 엄마가 둘째를 임신하고 8개월째에 첫째 아이의 백혈병 진단이 내려져 아내도 저도 너무나 힘든 시기를 보내야 했습니다.

지금도 계속 병원 치료와 약물 치료를 병행하고 있는데 누가 권해서 야채수도 함께 먹이고 있습니다. 그런데 야채수를 먹고 난 뒤부터 백혈구와 적혈구, 혈소판의 수치가 너무나 좋게 나오고 있습니다.

의사 선생님이 너무 많이는 먹이지 말라고 해서 조금씩 먹이고 있는데, 야채수를 먹이기 시작한 뒤부터는 아이의 혈색이 너무나 좋아져 기쁜 마음 금할 길이 없습니다. 다른 건 몰라도 백혈병 치료 중인 경우는 의사 선생님과 상의한 후에 꼭 먹이라고 권하고 싶습니다.

체험사례 14

야채수는 정말 대단합니다!

🌱 글 : 김정희

모든 분들 올 한해 행복하시고 야채수도 많이 음용하시고 모두 모두 건강하세요. 요즘 남편과 저는 야채수를 알리느라 하루의 생활이 즐겁답니다. 지인을 통해 1년 전에 야채수를 권유 받았으나 대수롭지 않게 생각하고 먹지를 않다가 4개월 전부터 음용하게 되었는데 그 효과는 대단하고 기적과도 같았습니다.

고혈압과 고지혈증으로 걱정이 많았던 제 남편은 이제 그 걱정에서 해방되었습니다. 최근에 실시한 건강검진 결과 고혈압과 고지혈증의 수치가 정상수치에 가까워졌고, 알코올 해독도 정말 잘되어 생활의 불편함까지 없어졌습니다. 지금은 술을 마셔도 간 걱정은 안 합니다.

저 또한 야채수를 음용하기 시작한 지 4개월째 접어 듭니다. 그 덕분일까요? 6~7년 전에 머리에 약간의 상처를 입어 항상 두통에 시달리고 머리를 만지면 올록볼록하게 만져지는 것이 있었는데 야채수 음용 후 어느 순간 만져졌던 게 감쪽같이 없어졌습니다. 항상 아프던 머리도 아프지 않고 너무나 머리가 맑고 몸이 가벼워서 하루하루 사는 것이 그렇게 즐거울 수가 없답니다.

그리고 또 하나! 무슨 이유 때문인지 몰라도 저는 머리카락의 어느 한 부위가 2~3cm가량만 자란 상태로 지금껏 살아 왔었는데 며칠 전 거울을 보다가 정말 깜짝 놀랄 수밖에 없었습니다. 머리카락이 5cm가량 자라 있었기 때문입니다. 정말 제 자신의 눈으로 직접 보면서도 믿기지 않을 정도로 야채수의 효과는 대단하다는 것을 절실히 실감하고 있답니다.

또 한 가지 사건이 있답니다. 저희 옆집에는 30대 중반에 뇌졸중으로 쓰러져 7년 가까이 식물인간으로 생활하고 있는 사람이 있었습니다. 저희 부부는 그 분께 야채수를 한 번 드셔보시기를 권해드렸습니다. 그리고 얼마 후 그 분의 어머님이 오셔서 하신 말씀은 참으로 믿기 어려운 것이었습니다.

환자가 야채수 음용 전에는 눈에서 항상 이물질이 흘렀고, 손과 발도 움직이지 않고 아픈 통증도 표현을 할 수 없을 정도였는데 야채수를 음용한 지 2주가량 후 놀라운 일이 일어났다고 했습니다.

눈에서 나오는 이물질이 거의 없어졌다고 했습니다. 눈동자도 빠르게 움직이고, 손가락도 움직였던 것입니다. 또 손과 발이 아프다고 소리도 지르고, 새로운 손톱이 자라기 시작했으며, 목도 가눌 수가 없었는데 10분 이상 목을 들 수 있게 됐다며 너무나 고마워

했습니다.

저희들은 지금 아시는 분만 만나면 야채수 이야기를 해주느라 바쁩니다. 그리고 이어지는 고맙다는 인사를 받으면 그렇게 기쁠 수가 없습니다. 부디 야채수로 인하여 모든 분들이 건강해졌으면 하는 작은 소망을 빌어봅니다. 역시 우리 인생에서 가장 소중한 것은 건강이 아닌가 싶습니다.

에필로그

야채수를 만드는 기업 참든마을, 그리고 사람들

누구나 자기 인생을 소설로 쓴다면 몇 권은 너끈히 나올 것이라고들 이야기한다. 그만큼 우리네 사는 이야기가 그리 녹록치 않기 때문일 것이다.

내가 야채수와 인연을 맺게 된 데도 아픈 가족사와 결코 무관하지 않다. 초등학교 5학년 때 아버지를 잃어야 했던 아픈 기억이 내게는 있다. 간경화 때문이었다. 이때부터 홀로 남겨진 어머님의 어깨에는 한없이 무거운 짐이 지워졌다. 올망졸망 한창 성장기에 있던 8남매. 그 중의 여섯 번째인 나. 그런 8남매를 어머니 혼자 힘으로 먹이고 입히면서 키우셨다. 그 고달픔이야 어찌 말로 다할 수 있을까? 어머니의 헌신적인 노력 덕택에 우리 8남매는 건강하게 성장할 수 있었다. 결혼도 하고 가정을 이루면서 어머니의 고생도 끝이 난 듯 보였다.

하지만 누가 시샘이라도 한 걸까? 8남매가 모두 결혼도 하고 이제는 좀 편히 어머님을 모실 수 있게 됐다며 좋아라 할 즈음 어머니는 폐암으로 돌아가셨다. 이미 수술은 할 수 없다고 했고, 그런 상황에서 해볼 수 있는 방법은 별로 없었다. 결국 3년 만에 돌아가시고 말았다.

제대로 된 치료 한 번, 제대로 된 식품 한 번, 제대로 된 요양 한 번 못해 보고 돌아가신 것은 두고두고 후회와 자책으로 남았다.

이 일을 계기로 나는 식품학 공부를 새로이 시작했다. 건강식품 만드는 작은 가게도 운영하기 시작했다. 야채수는 알고 지내던 목사님을 통해 이 식품의 우수성을 알게 되었다. 처음에는 가까운 가족들에게 음용하도록 했는데 곧 그 효능에 매료됐다. 그래서 시작했다. 보다 많은 사람들에게 야채수의 진가를 알리자. 그것이 시작이었다. 그로부터 십 수 년이 지난 지금 나는 유기농 야채수를 만드는 CEO가 되었다.

어머니께 못해 드린 아쉬움을 이론으로 무장하고 하나하나 경험을 축적하면서 참든마을이란 이름으로 상품을 만들어내며 고객을 만나고 있다.

그동안 부모님을 생각하는 마음으로 고객을 만나고, 상담해 주었다. 하지만 기업이란 이름을 붙이면서 갖가지 문제가 발생했다. 그럴 때마다 '나를 향하신 하나님의 계획이 건강식품을 통해 많은 사람에게 이로운 사람으로 남길 바라시는 계시일 것' 이라 믿으며 우리 부부는 늘 기도의 자리로 나아갔다.

그래서 더더욱 친환경, 유기농농산물에 온갖 정성을 쏟을 수 있었고, 첨가물 없이 만드는 제품이라 위생시설에 집중 투자해서 야채수 전용라인을 만들고 가공할 수 있었다.

지난 10여 년 세월 동안 무수히 많은 사연들과 만났다. 암으로, 당뇨로, 혹은 각종 만성병으로 하루하루 넘기기가 위태롭던 사람들에게 야채수 건강법은 새 희망이 되었고, 새 생명을 주는 기적 같은 일을 옆에서 지켜보면서 그 무엇과도 바꿀 수 없는 기쁨을 담아내는 회사로 성장할 수 있었다.

앞으로도 야채수는 많은 사람들에게 전해질 것이고, 만드는 업체도 많아질 것이다. 야채수는 환우들이 많이 찾지만 지난 3년 전부터는 건강관리 차원에서 음용하는 층이 많이 늘었다. 그러다보니 자칫 이익만을 우선하는 장사치가 추구하는 방향으로 제품이 생산될까 우려스럽다. 또 쉽게 만들 수 있다는 점을 이용해 위생에 소홀해서는 절대 안 될 것이다.

참든마을이 오늘날 많은 사람들로부터 신뢰를 받는 기업으로 평가받는 이유는 신앙이 있어서 정말 정직할 수 있었다. 도덕과 윤리가 아닌 성경말씀 길 위에서 참든마을 기업을 이끌 수 있었다. 그래서 더 감사하고 가치 있는 일이었음을 고백한다.

하나님의 말씀을 기초로 경영해 가는 과정에 더 많은 기대를 해본다. 그렇다고 인간의 나약함으로 의지만 하는 수준은 아니다. 여전히 성경적 기준에서 내려놓아야 할 부분이 많고, 그것과의 선택 기로에 서서 늘 고민해 가는 과정이다. 신앙적 기준이 더 넓어지고 깊어지기를 바란다. 여기, 참든마을의 태동과 야채수를 만드는 사람들의 소소한 이야기를 소개한다.

기업이념을 실천한다

참든마을의 시작은 한 사람의 고객을 통해 이어왔다. 어린 시절 친구들과 꼭 지켜야 할 약속을 손가락 걸어 하듯 지킬 수 있는 약속으로 기업을 이끌어 왔다.

"네가 자기의 직업사명에 충실한 사람을 보았느냐? 이러한 사람은 왕 앞에 설 것이요, 천한 자 앞에 서지 아니하리라."(잠언 22장 29절)

이 성경 구절의 진리는 정직과 성실성에 그 가치를 두고 있다. 충실이란 단어는 당장에는 보이지 않는 것이다. 상황이 되어야만 알 수 있다. 눈가림의 아전인수격 대처가 아닌, 삶의 주인이며 가치관의 주체가 되는 분 바로 하나님 앞에서 성실, 정직한 마음이 삶의 푯대가 될 때 바로 그날이 왕 앞에 서는 날이 될 것이다.

기업을 운영하면서 안철수의 〈영혼이 있는 승부〉 내용에서 회사의 핵심 가치를 배웠다. 기업이란 무엇인지 근본적인 질문을 통해 기업의 가치를 키워내는 일을 해온 분이다. "기업이 무엇을 하면 돈을 번다."하는 식의 성공 서적을 뒤로 할 수 있었던 이유도 기독교적인 기업 가치를 동일하게 지향했기 때문이라고 믿고 있다.

먼저 그 길을 걸어간 기업가가 있었다는 것은 나 같은 소기업인에게 엄청난 자신감을 촉발시켰다. 그런 이유로 법인 창업 이후 경영이념으로 만들어 실천해 오고 있다.

좋은 제품을 만들어 고객에게 전달한다는 것은 이념과 전문 지식이 수반되어야 한다. 기업의 이념, 즉 그 속에 살아 있는 정신이 없다면 기계와 같다. 직원들에게 살아 있는 정신을 전달하는 일이 제품의 품질과 직결되는 일이다.

"직장은 인생의 학교다. 일을 배우는 과정도 우리에겐 목표다. 인생의 짐을 나눠지는 사랑의 공동체다"(기업이념 중에서)

참든마을은 처음에 비해 가공시설이 몇 배로 증가해 안정적인 생산기반을 확보했다. 하지만 여전히 그곳에서 살아가는 사람들의 이야기는 갈등, 실수, 만족 등의 희비가 교차하고 있다.

갈등과 문제를 통해 우리는 배우고, 성장한다. 작지만 곧은 길을 걸어가며 올바른 판단을 내려 진정으로 고객에게 정직한 마음 자세를 갖는 것! 이것은 경영이념이 표현하고자 하는 것이며, 직원들과 함께 해 나가고 있으며, 그 시작은 바로 나로부터 시작하여 위에서부터 아래까지 물 흘러가듯이 흘러가는 것이다.

야채수 속에 무, 당근, 우엉, 무청, 표고버섯만이 들어 있는 것이 아니고 가공실 구석구석에 "사랑합니다, 감사합니다" 푯말이 실제가 되어서 움직이고 있어 모두가 행복할 수 있는 일터를 만들어 가고 있다.

기업은 말처럼 이론적으로 착착 움직여지지 않는 것을 여러 차례 보았다. 기업이념을 실제 현장 가운데서 자기의 소명과 일치시킬 수 있도록 직원들의 마음을 살피는 일, 이것이 내가 해야 할 일이다.

기업의 비전을 모든 구성원들이 소유할 수 있도록 이념을 만들고 그것을 실천하기 위해 실제 일을 통해 고민하고 해결해 가는 모습을 통해 직원들을 이해시키는 일이다.

워낙 요즘에는 개인 가치를 존중하기 때문에 어지간해서는 잔소리 정도로 해석하거나, 하나의 지나가는 일로 일시적인 것으로 취급하곤 한다.

제품을 만들면서 그곳에 혼을 담는 작업, 이 일을 하는 과정에서 이같은 방향이 맞지 않거나 이해를 못하는 직원들은 모두 떠났다. 나는 늘 이렇게 이야기 한다 "실수하고 모난 부분은 다 이해할 수 있다. 기다릴 수 있다. 하지만 이념, 즉 방향이 맞지 않으면 안 된다. 그러면 같이 갈 수 없다."

다분히 독선적인 부분으로 보일 수 있다. 하지만 소기업에서 단일제품으로 기업경쟁력을 키우기 위해서는 모두 협력하고 합심해서 최고의 가치를 창조하는 것뿐이다. 이를 위해서는 한 마음이 절실했다.

이해시키는 과정에서 내 노력 부족으로 직원들도 매우 힘들었음을 고백한다. 고작 몇 안 되는 직원들에게 기업 비전을 이야기하고 이념을 함께 실천할 것을 요구했으니 이해가 가지 않는 것도 아니다.

그러나 그런 시간은 결코 헛되지 않았다. 그 결과 야채수를 만드는 일이 단순한 노동에 머물지 않았고, 조금은 더 큰 비전과 의미를 가진 일로 변했기 때문이다.

지금도 늘 처음에 세웠던 회사의 비전과 이념을 잊지 않기 위해 매주 목요일마다 모여 업무보고도 하고 부서 발표회도 갖는다. 독서모임을 통해 기초자질을 향상하고 마인드 변화 형성으로 회사의 경영이념을 이해시킨다.

나침반과 같은 기업이념은 야채수를 만드는 동안 지속될 것이고, 내가 아닌 다른 사람이 경영을 한다고 해도 그 기준은 지속될 것이라 믿는다.

다테이시 가즈 박사의 30년의 전통을 이어받은 기업으로서 고객의 건강관리의 한 부분을 차지하는 기업임을 사명감을 가지고 펼쳐나갈 것이다.

아래의 글은 실제 우리의 자화상이고, 고백이다. 기독교 문화로 시작한 이 기업이 더 많은 사람들로부터 오래 사랑받는 기업이 되었으면 한다.

고객은 우연이든 필연이든 이곳에서 제품을 구매했지만 이곳에서 기업이라는 이름으로 고객과의 약속을 지키며, 언제나 최고의 제품으로 보답하려는 참든마을 사람들의 노고를 알아줄 때 야채수의 생명력은 오랫동안 지속될 것이고 부디 그러기를 소망해 본다.

천재지변도 자연의 순리다

　10년의 계획에서 절대 빼놓을 수 없는 중요한 것은 바로 원재료 수급이다. 생산 농가의 경제적인 상황에서부터 그동안의 수확량을 점검하여 경작 면적을 늘리기도 하고, 여러 명의 생산자들과 계약하여 안전한 생산량을 확보해 놓기도 한다. 농작물은 농부의 정성과 노력으로 키워내지만 절대 없어서는 안 될 것이 하나 더 있다. 그것은 일명 '하늘의 뜻!'

　수 년 동안 원재료를 계약 재배하면서 유기농을 원료로 만들어 보낼 수 있는 그날을 목표로 일해 왔다. 유기농이 가능할 때는 유기가공식품을 목표로 했다. 환우와 그 가족들에게 믿음을 주는 안전한 제품이야말로 최고의 전략이다. 지금도 그 마음은 나에게 한 걸음 한 걸음 힘을 주는 동기이며, 직원들의 성장 동력이다.

　3년 전, 유기농 우엉 계약 재배를 시작하던 그때! 전국 유일의 유기농 우엉 생산지인 '상주에 있는 영농조합법인'. 이름과 다르게 청정지역이 펼쳐진 곳에서 20여 명 남짓한 농부님들이 조합 법인을 만들어 결속력 있는 단체를 꾸려나가는 모습이 참으로 인상적이었다. '나와 같은 사람이 여기에도 있구나.' 뜨거운 동지애를 느꼈다고 하면 맞을 것이다.

　우엉은 모래땅에서 잘 자라기에 물 빠짐을 좋게 하려고 일반 재배보다 더 깊이 굴삭기로 땅을 파고, 환경을 극복하는 수많은 노력과 정성을 보였다. 유기농법의 지식과 마인드가 남달랐다. '그래 바로 이 분이다. 우리와 함께 가야 할 사람은!'

2008년 계약 재배를 시작으로 다음해 6월과 11월 2차례에 걸쳐 우엉은 출하되어 원료로 공급되었다.

계약량에 맞춘 출하는 순조로웠다. 전량 계약재배로 상주 인근의 소비자들도 우엉 구하기가 어렵다며 구매 요청을 해오는 일도 있었다. 우리의 최종 목표는 다섯 가지 원료를 모두 유기농으로 가공하여 유기가공식품 인증을 받는 것이었다. 순조롭게 진행할 수 있으리라 자신했다. HACCP 인증을 목표로 위생시설, 위해요소분석, 임직원 의식수준 향상 교육을 꾸준히 받아오고 있었고, 유기가공식품 인증 심사에서도 동일한 점검 사항에 가장 중요한 원료가 유기농으로 확보되었으니 다시 한 번 뭉쳐보는 일만 남았다.

아! 그런데 인생은 마라톤이라고 했던가!

2009년 5월은 자연 앞에서 인간의 능력이 얼마나 초라한지를 뼈저리게 경험한 달이었다.

한치 앞을 내다볼 수 없는 인간의 모습이 이렇다! 계획 뒤에 따라야 할 꼭 한 가지, 그것은 바로 자연의 힘이었다.

식품이 아니라면 원료비가 오르든지 내리든지 살 수 있다. 속된 말로 돈이 없지, 원료는 풍부하다. 하지만 식품은 다르다. 제철에 나온 생야채를 쓰는 우리는 출하량에 사활을 걸 수밖에 없다. 그것뿐이랴! 원료의 특성이 그대로 나타나는 것이 야채수의 맛이다. 철 따라 야채수의 맛이 다르다. 유기농이라고는 그곳뿐인데!

2008년 가을과 그 다음 해 봄 날씨는 일조량이 턱없이 줄고, 구름 낀 날이 연일 계속되었다. 비는 하루가 멀다 하고 내렸다. 아무리 파종하기 전에 깊이 땅을 판다 해도 토양이 질어 비가 많이 오면 물 빠짐이 좋지 않아 우엉이 깊게 뿌리 내리지 못하고 썩어버릴 수 있었다.

2년에 걸친 준비였지만 유기가공식품 인증은 하는 수 없이 미뤄졌고, 이미 약속해 놓은 홈페이지와 거래처에는 다시 무농약 우엉을 쓸 수밖에 없다는 것을 알리고 우리는 제자리로 돌아왔다.

2009년 가을 작황이 다행히 넉넉해 유기가공 인증은 합격을 했고, 우리는 그 후 유기가공 인증 획득 기념 고객감사행사를 하며 이 기쁨을 고객과 함께 나눴다.

참든마을 직원들의 아침 기도 시간에 기도 제목이 한 가지 더 늘었다. 생산농가의 안전과 정직한 농법, 그리고 좋은 날씨를 바라는 기도는 계속될 것이다.

모두가 함께 짊어지고 가야 할 친환경 산업

해마다 가을이 무르익어 갈 무렵이면 아침 해가 차오를 즈음 차디찬 이슬을 털어내고, 배추밭으로 나갔다. 여름 볕 못지않은 가을 해질녘에 또 한 번 밭으로 향했다. 하루에 두 번 배추벌레를 잡기 위해서였다. 밭 사이를 헤집고, 게으른 걸음으로 어머니의 뒤를 따랐던 기억이 있다.

배추와 무가 무성하게 자란 밭에서 어머니는 자식을 생각하며 벌레를 잡으셨다. 어머니의 배추는 자식 사랑으로 키워낸 정성농이다. 30년이 지난 지금 어머님의 마음은 한결 같으나, 농사법은 많은 변화가 있었다. 나는 어머님의 마음으로 키워낸 유기농을 찾아가고 있다.

빠져나오는 좋은 방법이다. 왜 갑자기 이 말을 하느냐고 묻겠지만, 이 일은 보이는 대로 처리하고, 느껴지는 대로 대처를 해서는 안 될 일이었다. 한 포 한 포를 자르면서 내가 놓치고 있는 것이 있는가를 생각하며, 파기 작업을 했다. 종이에 마음을 적듯, 제품에 마음을 담아 흘려보냈다. 직원들은 작업 내내 말이 없었다. 회사 입장에서도, 실수를 한 직원 입장에서도 무슨 말을 하기가 조심스러웠을 것이다.

이 일은 임원직 대책회의에서 신중하게 거론되었다. 그 직원의 사기를 꺾으면 모든 것이 수포로 돌아간다. 직원을 잃을 수는 없다. 제품이야 파기하고 다시 만들면 된다. 그 직원은 함께 가야 할 사람이다.

그때 우리는 그 직원에게 보직 명령을 했다. 한 달 동안 장성 물류장 정리를 맡겼다. 한 번의 실수였지만 절대 있어서는 안 될 중대한 일이라 간단한 경위서를 쓰고 넘어갈 수 없었다. 원료 배합의 정확성은 누가 말하지 않아도 100%가 아니면 안 된다.

참든마을 직원이라면 그것은 철칙이다. 직원도 깊이 반성하고 보직업무를 순조롭게 받아들였다. 지금 생각해도 참으로 고마운 일이다.

참든마을이 법인체로 성장하고, 직원이 한두 명씩 늘어나면서 사람의 소중함을 알아가기도 하고, 인간관계가 쉽지 않다는 것을 입버릇처럼 얘기하게 된다.

작은 건강원에서 황토참손, 황토참손식품을 키워 참든마을이라는 법인체로 성장해 왔다. 소기업이지만 법인체가 되면서 단합과 결속이야말로 발전의 첫걸음임을 경험했다.

"모이는 것은 시작이요, 함께 하는 것은 전진이요, 협력하는 것은 성공이다." 라는 사훈 아래 한 방향만 바라보고 전진하는 노력을 쉬지 않았다. 성경적 기업을 만들어 봉사, 나눔을 실천하는 일꾼으로 쓰임 받는 기업으로 성장하고 싶었다.

경영이념인 "청지기 정신으로 일한다."는 것이 마음을 다스리는 이념이라면, 두 번째 대표이념은 "개인이 성장하는 기업"이다. 행동을 다스리는 이념이라 할 수 있고, 세부사항은 이번 사건의 든든한 푯대가 되었다.

직장은 인생의 학교다.
일을 배우는 과정도 우리에겐 목표다.
인생의 짐을 나눠지는 사랑의 공동체다.
사회의 지도자를 길러낸다.

배합 오류로 제품을 전량 폐기했던 일련의 과정을 우리는 사진으로 남겼다. 참든마을 홈페이지에 이번 사건을 자세히 기록하여 사진과 함께 올렸다. 실수가 뭐 그리 대수로운 일이라고 온 세상에 떠벌리고, 올리느냐고 할 사람도 있을 것이다.

그 자료를 보고 속된 말로 별별 생각을 다할 것이다. 다양한 추측과 판단을 할 것이고, 결코 우리에게 도움 되는 일은 아니겠지만 우리의 실수를 올바르게 대처하는 모습을 직원들과 고객들과 함께 하고 싶었다.

그 직원은 간판광고업을 하면서 한때는 사장님 소리까지 듣던 분이다. 쓰디쓴 인생살이를 돌고 돌아 여기까지 온 직원이다. 세상에서 쉽게 찾기 어려웠던 빛을 참든마을에서 우리와 함께 발견하기를 바랐다. 우리는 서로의 스승이 되어 주기도 하고, 인생의 짐을 나눠지는 사랑의 공동체를 구성하는 매듭이 되어주고 있으며, 전 직원이 매년 실시하는 소망아카데미교육과 비전 쉼터의 꾸준한 독서활동을 통해 많은 성장을 이뤘다.

10여 년의 경영에서 어려움을 함께 극복해 준 직원들과 고객들에게 참으로 감사하고, 생산실 곳곳에 붙어있는 "사랑합니다, 감사합니다"를 마음으로 외치며 오늘도 야채수를 만든다.

어떤 극한 과정 속에서도 이 마음을 지켜내는 일, 이것이 내가 만들어내는 야채수에 담긴 이야기다.

작은 변화… 겁나게 힘든 일이다

사람들은 누구나 꿈꾼다. 행복하려고
사람들은 누구나 꿈꾼다. 부자가 되려고
사람들은 누구나 꿈꾼다. 좋은 회사에 다니는 것을
사람들은 누구나 꿈꾼다. 나를 알아주기를
하지만 이것에 대한 현실적인 대가 지불, 즉 감내하고 인내하며 수고해야 할 것을 예상하지 않고 그저 꿈꾼다. 꿈을 현실화하기 위한 첫 출발은 변화다.

참든마을은 야채수, 발아현미차 등 몇 가지 전략 제품을 생산하는 친환경 가공업체다. 사람 사는 것이 다들 그렇지만 갈등도 있다. 하지만 대립이 아닌 화해를 위해 대화의 문을 열어놓는다. 회사의 비전이 곧 구성원에게 기회가 되고, 꿈이 되는 우리 모두의 기업이 되기를 노력한다. 성경적 기업, 즉 기독교(성경적) 문화를 만들어 직원들이 안정적으로 일하는 즐거운 일터를 만들며 청지기적 사명을 가지고 일터에서 일하길 원한다. 그렇게 하려면 서로를 알고 일체감으로 일하는 분위기를 만드는 것이 중요하다.

우리 회사는 박수가 많다. 아침 미팅도 박수로 시작하고, 끝나도 박수를 친다. 생일날에도 박수를 치고 칭찬도 박수로 한다. 한 소리로 뭉치는 것 또한 일체감이며, 서로에게 소중한 직원들이다. 좋은 인재들과 만든 기업이지만 공동의 목적을 갖고, 목표를 향한 일련의 노력과 만족할 만한 성과를 얻는 것은 때로 끈질긴 기다림이 필요했다.

뜻대로 이뤄지는 것은 그리 녹록치 않았다. '좋은 게 좋은 거다. 직원들이 알아서 하겠지. 평상시에 잘 대해주면 일도 열심히 하겠지. 월급을 이만큼 주면 알겠지.' 생각했다.

원인이 무엇인지 살펴보니 좁은 소견으로 직원들을 회사의 방향으로만 움직이려고 한 나의 성급한 태도가 문제임을 알게 되었다. 퇴사한 직원들에게 회사의 방향만 일방적으로 따르라는 모습으로 비춰졌던 것이다.

너무 많은 것을 기대한 나의 욕심을 뼈아프게 알게 된 순간이었다. 만남보다는 이별에 익숙하지 않은 나에게 눈물의 교훈이기도 했다. 한편으론 변화를 통한 개인 성장에 참여하지 못하고 중도 탈락한 그들이 안타깝기도 했다.

빠르게 성과를 높이려는 욕심보다는 그동안 믿고 함께 해온 직원들에게 기회를 주는 것이 올바르게 가는 길이며, 안팎으로 안정되고 신뢰할 수 있는 대안임도 알게 되었다.

나는 이제 긴 숨을 들이마시며 이렇게 물러설 수 없다는 굳은 다짐과 함께 직원들에게 협력하고 함께 성장해 갈 수 있는 믿음을 심어주기로 했다.

　내가 말하기보다는 분야별 전문가를 통해 교육하고,

　내가 앞장서기보다는 중간 리더의 역할을 존중하며,

　내가 하는 것이 틀릴 수도 있음을 고백하고 참여해 줄 것을 권한 것이다.

　변화… 가장 좋은 방법은 책읽기였다.

　직원들에게 회사의 경영이념을 실천한다는 명목 아래 공식적으로 직원들의 공모를 통해 비전쉼터라는 이름으로 시작했다. 2010년 6월에 모든 직원들에게 알리고 1기생을 모집했는데 겨우 2명의 직원이 접수했다. 그것도 어쩔 수 없이…. 매일 아침 30분 일찍 출근해 8시부터 30분 읽고 9시부터 업무를 시작했다.

　외로운 싸움이 시작되었다. 나 자신에게도 도전이었다. 처음 두 달 동안은 그 시간에 나와 무조건 읽었다. 며칠하고 끝날 것 같은 독서모임이 타 직원들 보기에 매일 일찍 나와 책을 읽는 모습이 부러움 반, 걱정 반의 모습으로 비춰졌지만 그 과정에서 정작 책을 통해 행복한 것은 바로 나였다.

　매일 똑같은 업무를 보면서 지식 기반이 없음으로 해서 초래되는 시행착오를 줄일 수 있었고, 타인의 입장에서 바라보는 마음가짐을 가질 수 있었으며, 감성적으로 풍성해져서 더욱 여유롭고 행복해졌다. 타인의 변화를 주도하고 싶었지만 결국은 내가 행복해지고 보니 이 행복을 직원들과 나누면 처음에 마음먹었던 마인드 변화도 자연스럽게 이루어질 수 있을 것으로 확신했다.

　2기생을 겨우겨우 3명 더 추가해 쉬운 책을 골라 아침 8시에 1주일만 나오게 했다. 1주일 동안 습관이 길러질 수 있도록 독서록을 쓰고 발표하게 하였으며, 1주일이 지나면 각자 집에서 할 수 있게 안내했다. 사실 매일 일찍 나온다는 것은 직원들에게 큰 부담만 안겨주는 일이었다.

처음 일주일은 힘들었지만 잘 참여할 수 있도록 독서록, 풍성한 간식, 그리고 선물 공세를 펴가며 편안하게 안내해 주었다. 독서를 통해 바뀌어져 가는 자신의 모습을 발표하게 했다. 직·간접적으로 변해가는 서로의 모습에서 웃음꽃과 격려도 넘쳐났다.

이렇게 6개월을 진행한 지금…

- 직원들은 꿈꾼다. 작은 실천인 독서를 통해 마음이 행복해질 수 있다는 것을.
- 직원들은 꿈꾼다. 내가 할 수 있는 일을 통해 고객들이 행복해진다는 것을.
- 직원들은 꿈꾼다. 좋은 회사를 만드는 데 자신이 지금 참여하고 있다는 것을.
- 직원들은 꿈꾼다. 회사의 리더가 참여를 통해 함께 소통하기를.
- 직원들은 꿈꾼다. 올바른 방향을 두고 함께 갔을 때 부두에 같이 도착한다는 것을.

6개월이 지난 2011년 1월에 비전쉼터를 결산하면서 큼직한 상을 주었다.
1. 6개월 동안 가장 성실하게 오랫동안 참여한 상인 자칭 마라톤상에 김 주임, 조 팀장
2. 독서를 통해 마인드 변화가 가장 크게 나타나 타인에게 모범이 된 사람에게 주는 상인 천지개벽상에 이 주임, 전 실장.

3. 독서록을 잘 정리해 타의 모범이 되는 상인 적자생존상(적는 자만이 살아 남는다는 뜻)에 이 대리, 김 대리
4. 참여는 했지만 앞으로 더 분발하여 가능성이 높은 상에 김 주임, 임 대리.

지난 시간 동안 그들의 참여를 통해 그들 안에 숨어 있는 작은 잠재력 하나를 끄집어내어 준 것인데 그들을 통해 더 많은 잠재력을 발견한다.

회사에서 함께 일한다는 것은 단순히 일로 조명 받기보다 그들의 모난 부분까지도 함께 보듬어 함께 가려고 하는 수고를 해야 한다는 것, 그것은 경영자의 한 사람으로서 사람에 대한 가치를 새롭게 깨우치는 소중한 기회였다. 방향을 제시하고 솔선수범할 수 있었던 것은 그들을 무척 사랑했기 때문임을 이 글을 통해 고백한다.

지나고 보니 참 이상한 결과가 나왔다. 그동안의 자잘한 실수들이 거의 줄어들었고 부서마다 웃음소리가 난다. 그래서 결국 하나님이 우리와 동행하셨음을 알고 나도 웃어본다.

부록
암환자 및 만성질환자에 효과적인
면역조절작용과 항암작용을 가지는 혼합야채수 식품 개발

책임자 남부대학교 한방제약개발학과 이 재 혁 교수
참여업체 참든마을주식회사 대표 심 재 근

1. 개발목표
암환자 및 만성질환자의 증가로 이들 환자의 보조적 식품으로 효과적인 면역조절작용과 항암작용을 가지는 혼합야채수를 개발.

2. 개발 제품의 특성
암환자 및 만성질환자는 그 질병의 특성상 음식물에 대한 주의뿐 아니라 한약, 건강식품 등도 부작용의 우려 때문에 함부로 섭취할 수가 없다. 그러나 이들 환우들 역시 질병의 경감을 위해 끊임없이 건강식품 등을 섭취하고자 하나 이들 환자의 섭취 목적에 부합되는 식품은 거의 없는 형편이다.
이에 암환자 및 만성 면역 관련 질환자들이 안심하고 복용할 수 있는 건강식품을 개발하기 위해 평소 부작용 및 독성이 없이 일상에서 음식으로 섭취하는 유기농 식야채를 원료로 하여 이들 개별의 면역조절력과 항암능력을 입증하고, 우수성이 입증된 개별 원료를 혼합하여 면역조절작용과 항암작용을 가지는 혼합야채 추출물 식품을 개발하였다.

협약 당사자
(갑) 전담기관의 장 : (사)산학연전국협의회 회장 이재의
(을) 지방중소기업청장 : 광주·전남 지방중소기업청 대표 : 박춘근
(병) 지방자치단체의 장 : 광주광역시 대표 : 박광태
(정) 주관기관의 장 : 남부대학교산학협력단 대표 : 이남수
(무) 참여기업의 장 : 황토참손(현, 참든마을) 대표 심재근

개발기간 : 2008년 7월 1일~2009년 2월 28(8개월)